AF401218

Dᴿ Joseph BORDENAVE

DE L'UNIVERSITÉ DE PARIS
ANCIEN EXTERNE DES HOPITAUX
MÉDAILLE DE BRONZE DE L'ASSISTANCE PUBLIQUE

L'ANALGÉSIE CHIRURGICALE

par les Injections de Cocaïne

DANS L'ARACHNOIDE LOMBAIRE

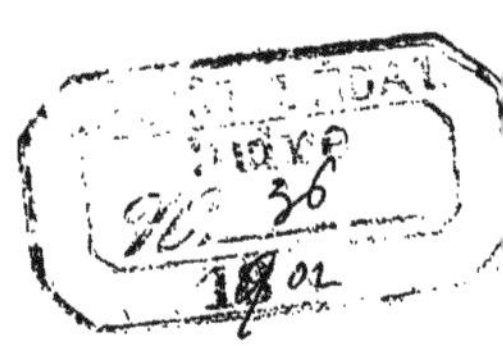

PARIS

Jules ROUSSET

36, RUE SERPENTE

1901

Dʳ Joseph BORDENAVE

DE L'UNIVERSITÉ DE PARIS

ANCIEN EXTERNE DES HOPITAUX

MÉDAILLE DE BRONZE DE L'ASSISTANCE PUBLIQUE

L'ANALGÉSIE CHIRURGICALE

par les Injections de Cocaïne

DANS L'ARACHNOIDE LOMBAIRE

PARIS

Jules ROUSSET

36, RUE SERPENTE

1901

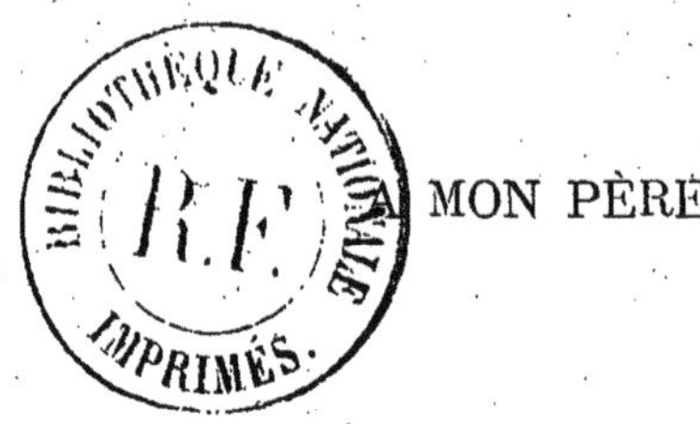

MON PÈRE

A MA MÈRE

A MES FRÈRES

A MES AMIS

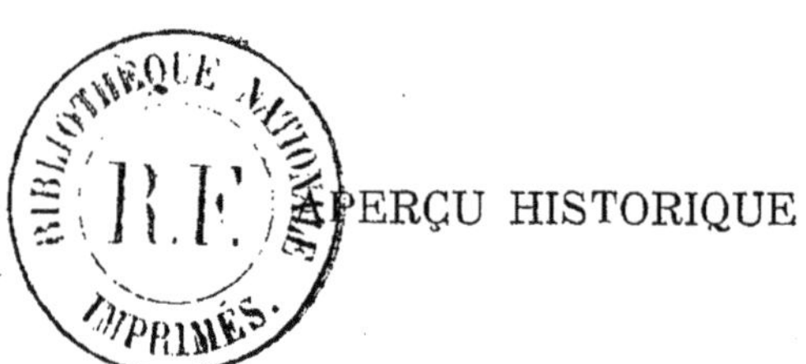# APERÇU HISTORIQUE

A Léonard Corning, médecin neuro-pathologiste de New-York, revient l'honneur d'avoir découvert l'analgésie par la ponction lombaire suivie d'injection de chlorhydrate de cocaïne. C'est dans une série de recherches sur la thérapeutique locale de la moelle que ce médecin américain produisit ainsi une anesthésie de la région lombaire et des membres inférieurs. Il avait injecté primitivement une solution de cocaïne à 3 % entre les apophyses épineuses des dernières vertèbres dorsales. L'absorption et le transport à la moelle se faisaient, pensait-il, par les plexus des petites veines rachidiennes. Sa première communication est suivie à peu de distance d'une monographie dans laquelle il se demande jusqu'à quel point on peut enfoncer l'aiguille sans risquer de blesser la moelle. Ce n'est que huit ans plus tard, dans son livre « Pain », paru en 1894, qu'il estime nécessaire la ponction des méninges rachidiennes, « pour aller déposer la cocaïne jusque sur les nerfs de la queue de cheval. »

En 1891, Quincke croit trouver dans la ponction lombaire un moyen de décompression des centres nerveux, utilisable pour le traitement de certaines maladies incurables. Ses espérances ne se réalisent pas, et ses recherches n'ont plus maintenant qu'un simple caractère historique.

Ziemssen, Braun et Chipault entrevoient la possibilité de substituer au liquide céphalo-rachidien du sérum ou des solutions médicamenteuses. Les faits de Sicard, Jaboulay et Jacob, ne tardent pas à confirmer ces prévisions. Sicard notamment démontre que la ponction lombaire est une opération simple et bénigne, comparable à la ponction thoracique, et que la cavité arachnoïdienne supporte les sérums et les solutions médicamenteuses.

C'est à ce moment que F. Franck démontre, par ses expériences sur les chiens, que l'action de la cocaïne est en quelque sorte une section physiologique, et que la réparation de la conduction se fait finalement d'une façon absolue, ce qui implique l'absence de combinaison fixe entre le protoplasma et la cocaïne, et aussi l'absence de toute altération histologique des éléments nerveux.

C'est le 16 août 1898 que Bier, professeur à l'Université de Kiel, fait sa première opération sous l'analgésie rachi-cocaïnique et donne à la méthode son nom, auquel devait peu après être lié celui de M. Tuffier.

En 1899, Seldowitch (de Saint-Pétersbourg), recourt quatre fois à l'analgésie rachi-cocaïnique, et obtient des résultats parfaits.

Au mois d'octobre de cette année 1899, M. Tuffier est amené à pratiquer sa première opération sous l'analgésie lombaire. Il s'agissait d'une femme qui avait un sarcome récidivé de la cuisse. L'opération se fit sans douleur, et l'analgésie dura plus d'une heure. Continuant ses recherches, M. Tuffier fait le 11 novembre 1899 une communication à la Société de Biologie, où s'appuyant sur une statistique basée sur 6 interventions il conclut que le résultat de l'analgésie est positif pour les membres inférieurs, le périnée et même la vessie et l'hystérectomie vaginale, négatif pour les opérations abdominales.

En mars 1900, Golebsky, dans ses expériences sur le chien, démontre que la cocaïne diffuse sur toute la longueur de la moelle.

A partir de ce moment, les travaux sur la question se multiplient, à tel point qu'il serait difficile d'en faire l'énumération complète.

C'est d'abord M. Tuffier, qui en mai 1900 publie une description dans laquelle il fixe les points principaux de sa technique, à laquelle se rallient la plupart des chirurgiens français et étrangers.

A côté de la chirurgie générale, l'obstétrique adopte, elle aussi, le procédé nouveau. Les noms de Doléris et Dupaigne en France, Sabatini et Marx à l'Etranger, sont attachés aux premières applications de l'analgésie rachicocaïnique à l'art des accouchements.

Racoviceanu Pitesci, à la tribune du 13º congrès international de médecine, tenu en août 1900, vient faire

part des recherches qui l'ont amené à associer l'atropine
à la cocaïne.

Dans les derniers mois de 1900 paraissent les travaux
de MM. Legueu et Kendirdjy, Doléris et Malartic, de
Rouville, Tuffier et Hallion, Villar (de Bordeaux) et les
thèses de Nicolaenkoff et Salmon.

En janvier 1901, M. Tuffier publie sa monographie,
travail remarquable qui résume toute la question. Dans
cet ouvrage, l'auteur passe en revue les circonstances qui
l'ont amené à pratiquer l'analgésie par la cocaïne en
injections lombaires, présente ses premiers résultats, et
consacre un chapitre spécial à l'exposé de sa technique.
Il en donne les règles détaillées, et après une assez
longue discussion sur les causes de l'analgésie et son
mécanisme, il termine par une esquisse des moyens à employer contre les accidents. Les conclusions auxquelles
il arrive, amplification de celles qu'il avait formulées le
11 novembre 1899 à la Société de Biologie, sont les
suivantes :

Les injections sous-arachnoïdiennes de cocaïne pro-
duisent une analgésie parfaite de toute la portion sous-
diaphragmatique du corps, et d'une durée assez longue
pour permettre toutes les interventions sur les régions
qu'elle occupe.

Les phénomènes de l'intoxication ne sont pas suffi-
samment intenses pour faire abandonner ce procédé
d'analgésie.

Les hommes supportent beaucoup mieux la cocaïnisation que les femmes, Le procédé ne doit pas être appli-
qué aux enfants et aux hystériques ; d'autre part les

cardiaques et les artério-scléreux n'ont rien à redoute de ce mode d'analgésie.

Pour toutes les opérations extra-péritonéales à exécuter dans la portion sous-diaphragmatique du corps, et pour les interventions portant sur les 2/3 inférieurs du thorax, surtout sur la partie du poumon correspondant à cette zone, l'analgésie rachicocaïnique supporte avantageusement la comparaison avec l'anesthésie générale.

La principale des contre-indications concerne les opérations abdominales de longue durée à cause de l'apparition possible des vomissements.

Depuis la publication de ce travail, la rachicocaïnisation demeure une question à l'ordre du jour.

En mars 1901 paraît la thèse de Pédeprade, travail remarquable à tous points de vue. Pour lui, et à l'inverse des conclusions de M. Tuffier les cardiaques et les artério-scléreux devraient être rangés dans la catégorie où l'analgésie lombaire est contre-indiquée.

L'Académie de médecine, la Société de biologie, et surtout la Société de chirurgie deviennent dès lors le terrain d'un débat passionné. Chacun apporte sa contribution à la « méthode nouvelle », dont une pléiade de chirurgiens se font les défenseurs assidus.

Entre temps paraissent les thèses de Beynot, Diamantberger, Zervoudes, et vers cette même époque, celle de Malartic, qui montre que les avantages de la cocaïne en obstétrique sont des avantages réels, car cet analgésique supprime les douleurs de l'expulsion, tout en laissant intacte la faculté de pousser. La force et la durée des contractions sont augmentées, et enfin il n'est pas jusqu'à la délivrance qui ne bénéficie de cette heureuse influence, attribuée à l'action vaso-constrictive, partant hémostatique de la cocaïne.

Il ne serait pas sans intérêt de passer en revue les diverses communications et controverses dont la nouvelle méthode a été l'objet depuis ces huit derniers mois. Mais une telle digression, à moins d'être réduite aux proportions d'une simple énumération, — ce qui la rendrait fastidieuse, — nous entraînerait trop loin des limites que nous sommes obligé de donner à notre travail. Qu'il nous soit néanmoins permis de citer, en les associant à celui de M. Tuffier, les noms de MM. Legueu, Poirier, Nélaton, Guinard, et enfin de notre maître, le docteur Chaput, qui ont dirigé tous leurs efforts vers un but commun, l'amélioration, et par suite l'extension et la vulgarisation du procédé.

Le 4 juin, M. Chaput fait sous l'analgésie lombaire sa première opération sur les membres supérieurs. Il s'agissait d'une résection du coude pour tumeur blanche ; trois centigrammes donnèrent une analgésie généralisée pendant toute la durée de l'opération. Quatre jours plus tard il faisait dans des conditions presque analogues sa première opération sur la face.

Peu de semaines après, M. Guinard vient développer, devant la Société de chirurgie, deux modifications de technique qui abaissent notablement la proportion de la céphalée. La première de ces modifications consiste à remplacer la solution à 1 pour 100 faite dans l'eau stérilisée par une solution de cocaïne préparée séance tenante avec le liquide céphalo-rachidien : c'est la méthode des injections isotoniques. L'autre point mis en lumière par M. Guinard est l'influence de la ponction évacuatrice tardive contre la céphalée, surtout contre la céphalée persistante.

- Nous nous proposons dans notre travail, d'exposer la technique de notre maître M. Chaput, et les résultats qu'il a obtenus, et nous analyserons en détail les 133 observations que, pour la plupart, nous avons recueillies nous même dans son service.

TECHNIQUE OPÉRATOIRE

M. Chaput a adopté, dans ses grandes lignes, la technique de M. Tuffier. Nous croyons devoir exposer minutieusement les précautions employées par notre maître, qui lui ont permis d'obtenir des résultats sensiblement différents de ceux de la plupart de ses collègues.

Nous allons décrire successivement l'instrumentation, les solutions de cocaïnes employées, la position à donner au malade, la ponction lombaire, l'injection, les difficultés susceptibles de se présenter, et nous terminerons par un aperçu sur les précautions préopératoires et post-opératoires.

1º INSTRUMENTATION

Elle comprend la seringue et l'aiguille.

La seringue a une capacité de 3 à 4 centimètres cubes. Son emploi est préférable à celui de la seringue de Pravaz en ce qu'il évite les déperditions de liquide et permet de faire l'injection en une seule fois.

Aiguille. — M. Chaput emploie l'aiguille de Tuffier, mesurant 9 centimètres de long ; son diamètre extérieur est de 11 dixièmes de millimètre, son diamètre intérieur de 9 dixièmes de millimètre.

L'aiguille en acier nous a paru préférable à celle en platine iridié, qui est souvent insuffisamment résistante. A l'aiguille est annexé un petit mandrin en fil d'argent pour la déboucher au besoin.

Solutions employées. — Le chlorhydrate de cocaïne a toujours été employé seul, sans association d'autre alcaloïde, et à l'exclusion de tout autre succédané. Le titre de la solution a été, dans l'immense majorité des cas, à 1 pour cent. Deux fois seulement nous avons fait usage de solution a 0,5 pour cent. Cette préférence donnée à la solution de 1 pour cent sur la solution à 2 pour cent tient précisément aux avantages qu'elle présente sur cette dernière. Elle a d'abord une toxicité moindre ; de plus sa diffusion est plus grande, et enfin elle donne une analgésie égale à celle de la solution à 2 pour cent. Tout à fait dans ces derniers temps, depuis les communications de M. Guinard, nous avons adopté les solutions à 1 pour cent faites avec le liquide céphalo-rachidien lui-même, et suivant un procédé que nous exposerons plus loin.

Préparation des solutions. — 1° *Solution à 1 pour cent*. — La solution à 1 pour cent est livrée à l'usage dans des ampoules stérilisées contenant 5 centimètres cubes de solution. Nous allons passer successivement en revue la préparation de la solution, le remplissage des ampoules, la stérilisation de ces ampoules.

a) *Préparation de la solution.* — On stérilise à l'étuve sèche deux flacons et un entonnoir rempli de coton hydrophile. On pèse dans un des flacons 100 grammes d'eau distillée, stérilisée à l'autoclave. On ajoute un gramme de cocaïne et on laisse dissoudre à froid. On filtre, sur le coton hydrophile préparé, dans le deuxième flacon stérilisé.

b) *Remplissage des ampoules.* — Des ampoules d'une contenance de 10 centimètres cubes environ sont lavées à l'eau distillée stérilisée, puis séchées et stérilisées à l'étuve sèche, où on les range debout dans une boîte où se trouvent en même temps un petit entonnoir à douille très fine, et un petit flacon d'une contenance de 5 centimètres cubes. Ampoules, flacon et entonnoir, sont recouverts d'une lame d'ouate. Quand l'ouate commence à roussir, on procède au remplissage des ampoules. Pour cela, on remplit le petit flacon de solution ; on verse, au moyen de l'entonnoir, dans chaque ampoule, que l'on ferme ensuite à la lampe.

c) *Stérilisation des ampoules.* — Ainsi préparées, les ampoules sont mises dans un récipient garni d'ouate, et contenant assez d'eau pour les baigner complètement. On porte à l'ébullition, que l'on maintient une heure durant. On laisse ensuite refroidir, et on renouvelle l'opération le lendemain et le surlendemain.

2º SOLUTION CONCENTRÉE DE COCAINE A 1 CENTIGRAMME
POUR UNE GOUTTE

Nous allons examiner successivement sa préparation et son mode d'emploi.

a) *Préparation.* — On stérilise à l'étuve sèche un flacon compte-goutte d'une contenance d'environ 15 cent. cubes, muni d'un entonnoir contenant une petite boulette de coton hydrophile, et dont on aura fait préalablement la tare. Le coton hydrophile est destiné à servir de filtre.

On pèse alors très exactement 2 grammes de chlorhydrate de cocaïne, que l'on dépose sur le petit tampon de coton. On verse ensuite peu à peu de l'eau distillée stérilisée, qui dissoudra la cocaïne et se filtrera en même temps. La cocaïne s'étant dissoute, on lave peu à peu le coton hydrophile et on s'arrête quand le poids aura atteint 12 grammes. On obtient ainsi exactement 10 cent. cubes d'une solution dont une goutte représente 1 centigramme. Le flacon est alors bouché de telle façon que la chaleur ne puisse le faire éclater. Le bouchon est attaché ; on place le flacon dans un récipient garni d'ouate et contenant assez d'eau pour le baigner. On porte à l'ébullition, que l'on maintient pendant une heure. Le lendemain et le surlendemain on recommence l'ébullition.

b) *Mode d'emploi de la solution mère à 1 centigramme par goutte.* — Supposons que nous voulions injecter 3 centigrammes de cocaïne : Avec un compte-goutte bien calibré, nous versons dans un flacon stérilisé 4 gouttes de la solution mère dont nous venons d'exposer la préparation. Nous y ajoutons avec la seringue 4 cent. cubes de liquide céphalo-rachidien que nous avons laissé écouler dans une petite éprouvette stérilisée.

Nous mélangeons intimement les gouttes de solution

mère et le liquide céphalo-rachidien, puis, reprenant avec la seringue 3 cent. cubes de cette solution, nous les injectons dans l'espace sous-arachnoïdien. En règle générale, on prépare autant de centimètres cubes de solution que l'on veut en injecter, plus un. Ce centimètre cube qui sera perdu est surtout destiné à assurer une quantité suffisante de solution.

DE LA POSITION A DONNER AU MALADE

Au début, nous faisions asseoir le malade sur le bord de la table, en lui recommandant de faire le « gros dos » pour faciliter la ponction. Quelques malades ayant présenté des tendances à la syncope, aussitôt après l'injection, nous avons alors adopté définitivement la position horizontale en *chien de fusil* qui n'expose pas aux mêmes accidents. Il est préférable de faire coucher le malade sur son côté droit et de ponctionner à droite de la ligne médiane ; de cette façon, l'aiguille est en position déclive, et le liquide s'écoule plus aisément. Nous avons essayé de mettre les malades en position déclive, pour favoriser la diffusion en vue des analgésies rapides, mais nous n'avons rien obtenu de bien net par ce moyen.

LA PONCTION LOMBAIRE

a) *Détermination des points de repère.* — Le malade étant en position de chien de fusil et couché sur son côté droit, on le rassure par de bonnes paroles, en lui disant qu'il s'agit d'une simple piqûre, et s'il reste réfractaire, on ne le ponctionne pas malgré lui. Mais c'est là une exception que l'on rencontre rarement. On procède aussitôt à la détermination des points de repère. Le chirurgien, placé en arrière du malade, commence après asepsie préalable de la région lombaire, par aller de sa main gauche, à la rencontre de la saillie osseuse formée par la crête iliaque gauche. Cette saillie osseuse une fois trouvée, il est aisé de déterminer la ligne bi-crète iliaque qui croise la ligne des apophyses épineuses au niveau correspondant à l'espace intervertébral qui sépare la quatrième et la cinquième vertèbre lombaire, Il est le plus souvent facile de sentir, au point d'intersection de la ligne bi-crète iliaque et de la ligne des apophyses épineuses, l'apophyse de la quatrième vertèbre lombaire. Pour éviter toute erreur, le chirurgien s'assure de l'existence du méplat interépineux que la pression du doigt détermine facilement entre les quatrième et cinquième vertèbres. L'élasticité du ligament interépineux contraste avec la dureté des points osseux supérieur et inférieur. Mesurant alors 1 centimètre en dehors et au-dessus du bord inférieur de la quatrième lombaire, il obtient le point précis où doit porter la piqûre. De la sorte, il est sûr que l'aiguille est plutôt trop bas que trop haut.

b) *La piqûre*. — Saisissant l'aiguille de la main droite, après s'être assuré de son bon fonctionnement, le chirurgien prévient le malade, en lui disant : « Je vais vous piquer, vous ne sentirez rien, ou, en tout cas, très peu de chose ! » et en même tempe, d'un coup sec, enfonce l'aiguille, perpendiculairement à la peau. Après une pause de deux ou trois secondes, il continue à faire progresser l'aiguille, en relevant légèrement la pointe de l'instrument, et de façon à la diriger en dedans et un peu en haut. On traverse successivement l'aponévrose lombaire, la masse sacro-lombaire, et l'on arrive, après un trajet variable suivant les sujets, mais toujours profond, sur une partie d'une résistance spéciale, qui est distincte de celle de l'os. On continue à pousser, et l'on ne tarde pas à éprouver la sensation d'une résistance vaincue. Le ligament jaune est franchi ; on se trouve dans l'espace épidural. Encore un pas de deux ou trois millimètres, quelquefois davantage, la dure-mère est traversée, et la pointe de l'aiguille doit se trouver dans l'espace sous-arachnoïdien. On attend quelques secondes, parfois plus longtemps, et la confirmation de cette présomption est fournie par l'issue d'un liquide clair et limpide, qui vient tantôt en petit jet, le plus souvent à gouttes lentes, le liquide céphalo-rachidien.

Faut-il aspirer avec la seringue, ou vaut-il mieux laisser le liquide s'écouler de lui-même ? Les deux choses ont été faites. Le liquide, si on le laisse s'écouler librement, sort le plus souvent à gouttes lentes, parfois en petit jet et est recueilli dans une éprouvette graduée. Quand, au contraire, on l'aspire avec la seringue, il se peut qu'il vienne plus rapidement ; on a ainsi l'avantage de gagner quelques minutes. Mais très souvent, sans doute par suite du changement brusque de la pression intra-arachnoïdienne, et dont la différence est égale à la pression atmosphérique supprimée (dans le cas où le piston de la seringue fait rigoureusement le vide), il se produit sans doute des phénomènes valvulaires dont la démonstration nous échappe, mais dont l'hypothèse rend très bien compte de la suppression brusque de l'écoulement.

c) *L'Injection.* — La seringue, de la perméabilité et du bon fonctionnement de laquelle on s'est assuré, est chargée de la dose de solution que l'on veut injecter et adaptée à l'aiguille. Sans perdre de temps, le chirurgien pousse rapidement l'injection. Il retire ensuite à la fois seringue et aiguille, met du collodion sublimé sur la piqûre, et le malade est aussitôt placé dans le décubitus dorsal ou dans la position qui est nécessaire pour l'opération. On lui annonce que la ponction s'est effectuée dans des conditions favorables et que son analgésie marchera très bien. En même temps on le prévient de l'apparition possible des fourmillements et des vomissements, afin qu'il ne s'en effraie pas, et on lui dit de plus qu'il sentira le contact, mais non la douleur.

DES DIFFICULTÉS OPÉRATOIRES

Nous venons de donner la description des divers temps de la ponction lombaire, tels qu'ils se présentent dans la majorité des cas. Mais les choses ne se passent pas toujours aussi simplement, et on peut se trouver en présence d'un certain nombre de difficultés, qu'il est important de connaître. Nous allons les passer successivement en revue.

a) *Mauvaise direction de l'aiguille.* — Il peut se faire que l'aiguille, arrivée dans la profondeur de la région lombaire, au lieu d aborder l'espace qui sépare les lames vertébrales, tombe sur ces lames. La résistance toute spéciale que l'on éprouve avertit que l'on est en présence d'un obstacle osseux. Il suffit alors de retirer l'aiguille de quelques millimètres pour aller attaquer le ligament jaune un peu plus bas.

b) *Ossification des ligaments jaunes.* — Cette disposition, qui est décrite comme relativement fréquente par M. Poirier, serait, dans certains cas, la seule cause qui empêche la progression de l'aiguille. Il nous a été donné, effectivement, de sentir, dans plusieurs cas, une résistance intermédiaire en intensité à la résistance du ligament jaune normal et à celle des lames vertébrales. Le remède à appliquer ici, c'est de continuer à exercer une pression constante sur l'aiguille, ou bien, si on ne réussit pas à franchir l'obstacle, à faire une autre ponction un peu plus haut ou un peu plus bas.

c) *L'aiguille a fait emporte-pièce.* — Cet accident n'est pas rare, et le remède en est aisé. Chaque fois que le chirurgien se trouve en présence d'un cas de ce genre, il lui suffit d'introduire dans l'aiguille le mandrin en fil d'argent qui lui est annexé, et dont on ne fait usage que dans ce cas. L'issue du liquide ne tarde pas à se produire ; le plus souvent les premières gouttes apparaissent même avant que le mandrin soit retiré.

d) *Ponction d'une veine rachidienne.* — Cet accident est plus sérieux que le précédent ; le sang, en s'écoulant par la canule, masque le liquide céphalo-rachidien, et peut, en se coagulant, boucher l'aiguille. Il expose de plus à l'entrée de la cocaïne dans les veines. Le remède consiste, comme précédemment, à introduire le mandrin dans l'aiguille, et à lui imprimer des mouvements de va-et-vient jusqu'à ce que le liquide s'éclaircisse d'une façon définitive et complète, ce qui arrive le plus souvent.

Dans dès cas plus rares, on a beau attendre, et le liquide ne s'éclaircissant pas, il faut retirer l'aiguille totalement, pour aller, par une ponction nouvelle, à la recherche du confluent arachnoïdien.

e) *Absence de confluent arachnoïdien.* — Le plus souvent la recherche du confluent arachnoïdien est couronnée de succès. Mais il est des cas où la persévérance ne sert de rien. Nous voulons parler de ces cas, assurément très rares, dans lesquels le confluent arachnoïdiens inférieur se trouve remonté au-dessus de la quatrième lombaire. C'est dans cette catégorie que rentre le cas cité par M. Tuffier ; c'est sans nul doute d'une anomalie de ce genre qu'était porteur l'un des malades dont l'observation est rapportée plus loin. Chez cet homme, après 23 minutes d'essais infructueux et quatre insuccès, la ponction fut réussie entre la deuxième et la troisième vertèbre lombaire. On n'eut pas d'ailleurs à se repentir de ne pas avoir désespéré, car 2 centigrammes donnèrent chez cette homme une analgésie généralisée. Mais n'anticipons pas, ces cas sont assurément et heureusement rares, mais ils existent.

b) *Déplacement de la canule.* — Avant d'injecter la solution de cocaïne, il faut maintenir rigoureusement l'aiguille en position, de telle sorte qu'elle n'avance ni ne recule ; dans l'un comme dans l'autre de ces deux cas, il se pourrait en effet que l'on injectât la solution en dehors du confluent arachnoïdien.

Le résultat obtenu serait nul comme analgésie, sans mettre pour cela le malade à l'abri des accidents de l'intoxication.

g) *Déplacement de l'arachnoïde.* — Cet accident qui ne survient que dans des cas très rares, expose aux mêmes conséquences que le précédent, et se produit tantôt d'une façon totale (dans ces cas l'arachnoïde, en se vidant en partie, se rétracte, abandonne l'aiguille, et l'issue du liquide est brusquement arrêtée), tantôt d'une façon partielle. Dans ce dernier cas, le biseau de l'aiguille reste sans doute à cheval sur l'arachnoïde. Cet accident, sans importance pour ce qui est de l'issue du liquide céphalo-rachidien, en a au contraire une grande relativement à l'injection. L'analgésie peut, par suite, être nulle ou très médiocre.

h) *Phénomènes valvulaires.* — Nous arrivons à un accident qui pour être très fréquent, n'en est pas moins, quant à son étiologie, entouré d'obscurités. Voici en quoi il consiste : supposons l'aiguille enfoncée ; le liquide céphalo-rachidien s'écoule en petit jet, ou à gouttes pressées. Tout à coup, quelquefois par suite de l'aspiration pratiquée avec la seringue, parfois spontanément, l'écoulement se tarit subitement et cesse, et il faut alors introduire le mandrin pour déboucher la canule. On n'a émis sur l'explication de ce phénomène que des hypothèses. et celle qui rend le mieux compte de sa production consiste à admettre que ce sont des franges pie-mériennes, qui, en s'introduisant dans le biseau de la canule, en oblitèrent d'abord partiellement, puis totalement, la lumière.

g) *Aiguille trop grosse*. — Quand l'aiguille est trop grosse, l'orifice qu'elle laisse en se retirant peut être suffisant pour permettre au liquide céphalo-rachidien, contenant la cocaïne, de se répandre dans le manchon vertébro-médullaire. Cet accident qui n'est plus à redouter depuis qu'on se sert des aiguilles de Tuffier, n'a guère plus qu'un caractère historique, et ce n'est qu'en raison de son rôle dans les causes d'échec que sa mention trouve sa place ici.

PRÉCAUTIONS PRÉ-OPÉRATOIRES ET POST-OPÉRATOIRES

1º *Avant la ponction.*

a) *Le malade est à jeun.* Le malade qui doit être soumis à l'analgésie par injection de cocaïne sous l'arachnoïde lombaire est à jeun, c'est-à-dire qu'il n'a rien mangé depuis 15 heures au minimum.

b) *Potion de Todd, morphine, digitale.* — Une heure avant l'opération on administre à ce malade une potion de Todd contenant XXV gouttes de teinture de digitale et 20 grammes de sirop de morphine. La potion de Todd est employée comme tonique et destinée à contribuer à la congestion de la face ; le sirop de morphine qu'elle contient calme l'angoisse et la dyspnée cocaïniques, enfin la digitale, employée comme tonique du cœur, augmente la force des pulsations.

Nous étudierons plus loin en détail l'action de ces divers moyens prophylactiques au chapitre « des moyens proposés contre les accidents ».

c) *Ligature du cou*. — Le malade étant amené à la salle d'opération, on lui passe autour du cou un lien élastique, un simple tube de caoutchouc retenu à ses extrémités par une pince hémostatique. Cette constriction, qui n'est jamais exagérée, est cependant assez forte pour produire la congestion de la face. Ce moyen prophylactique, généralement mal accepté par les femmes, l'est mieux des hommes : quelques-uns même resserrent leur lien eux-mêmes si la pince vient à se désarticuler.

2° *Après l'injection de cocaïne.*

a) *Injection sous-cutanée de sérum artificiel.* — Aussitôt l'injection de cocaïne poussée, un aide injecte au malade couché dans la position qu'il doit occuper pendant l'opération, une quantité de sérum artificiel de 500 centimètres cubes, dans le tissu cellulaire souscutané de la cuisse. Cette injection de sérum est destinée à combattre la faiblesse du pouls, à prévenir les défaillances et à lutter efficacement contre la syncope.

b) *Caféine.* — La caféine, en injection sous-cutanée de 0.20 à 0,40 centigrammes, a été constamment employée dès l'apparition des premiers phénomènes de l'intoxication, à titre de moyen prophylactique tant contre l'irrégularité du pouls que contre sa dépressibilité.

c) *Inhalations d'oxygène.* — L'oxygène en inhalation

est employé dans les cas d'étouffements. Hâtons-nous d'ajouter que ces symptômes ne sont jamais très graves, et c'est tout au plus si sur 133 cas on y a eu recours deux fois.

d) *Piqûre de morphine.* — Ce moyen est employé contre l'excitation cérébrale, qu'il suffit à faire disparaître à la dose de 0,01 centigramme en injection sous-cutanée.

3° *Immédiatement après l'opération.*

Dès que le pansement est terminé, le malade est transporté dans la salle sur un lit à roulettes. Dans ces conditions, qui sont les meilleures pour éviter la syncope, nous n'avons jamais eu à déplorer cet accident. Un aide demeure auprès de lui s'il présente des phénomènes de dépression, mais le plus souvent le malade ne présente aucun symptôme alarmant.

Dans les cas rares de dépression accompagnée d'hypothermie, les moyens mis en œuvre pour ranimer le malade sont : des piqûres d'éther, de caféine, le sérum en injection sous-cutanée, et, s'il faut agir rapidement le sérum en injection intra-veineuse, les inhalations d'oxygène. Contre l'hypothermie les boules d'eau chaude sont le moyen le plus efficace et le plus employé.

DE L'ANALGÉSIE

SA HAUTEUR SUIVANT LES DOSES

L'injection est à peine poussée, que déjà ses résultats apparaissent. Les phénomènes que nous allons décrire peuvent être classés en deux grandes catégories : ceux qui précèdent ou qui accompagnent l'analgésie, et ceux qui la suivent de plus ou moins près. Mais au lieu de suivre cet ordre chronologique, qui serait plus rationnel, nous allons décrire d'abord l'analgésie, puis nous passerons successivement en revue tous les phénomènes dont l'apparition est possible dans l'intoxication cocaïnique.

L'analgésie. — L'analgésie rachi-cocaïnique est distincte de l'anesthésie, en ce que la sensibilité tactile et la sensibilité thermique sont conservées, la sensibilité à la douleur étant seule supprimée.

Sa progression. — L'analgésie progresse de bas en haut de l'extrémité des membres inférieurs à leur racine, comme les fourmillements, que nous décrirons plus loin, et qui en sont comme les précurseurs immédiats.

Elle monte rapidement, suivant les doses injectées, à un certain niveau, progresse ensuite plus lentement, toujours de bas en haut, jusqu'à une zone plus élevée, correspondant sans doute à un métamère nerveux sur lequel l'action de la cocaïne vient à s'épuiser. Il arrive souvent de constater, au-dessus du niveau supérieur de l'analgésie vraie, l'existence d'une zone placée entre ce niveau et la zone sensible. Cette zone, que l'on ne constate pas chez tous les sujets, et que nous appellerons zone intermédiaire, est le siège d'un retard dans la perception des sensations douloureuses. Le phénomène que nous mentionnons est distinct de la sensibilité émoussée dans laquelle le malade sent, mais moins vivement. Dans le cas que nous décrivons, le malade supporte les mors d'une pince à langue articulée dans l'épaisseur de sa peau sans proférer une seule plainte pendant un temps variable (de 4 à 18 secondes); puis tout d'un coup il sursaute, comme si ce n'était qu'à ce moment qu'on venait de le pincer, et n'a dès lors de trêve qu'on n'ait retiré l'instrument.

Rapidité de la progression de l'analgésie. — Elle est éminemment variable suivant les doses, suivant les sujets, et peut-être aussi suivant le sexe. Quoiqu'il soit difficile de dresser un tableau pouvant s'adresser à tous les cas, il semble du moins résulter de nos observations que quelles que soient les conditions, l'analgésie progresse très rapidement de l'extrémité des membres à leur racine, et même à la crête iliaque. La qualité de la cocaïne mérite peut-être aussi d'être

incriminée. C'est ainsi que dans les premières rachi-
cocaïnisations, où l'on se servait de solutions préparées
avec du chlorhydrate de cocaïne que l'on eut plus tard
des raisons de soupçonner impur, il arrivait certains
désagréments qui ne se sont pas reproduits depuis
que la préparation des solutions eut été confiée à
M. Richert, pharmacien à Paris. Du relevé que nous
avons fait de la rapidité de la progression de l'analgésie, il résulte que, dans cette première phase, le
temps écoulé entre la piqûre et l'apparition de l'analgésie à l'aine était de 10 minutes en moyenne, alors que
depuis il a été en moyenne de 7 minutes. Il ne s'agit là,
évidemment, que de chiffres moyens.

De la crête iliaque, l'analgésie continue à progresser
vers le niveau supérieur qu'elle doit atteindre, mais plus
ou moins vite suivant les doses injectées.

L'analgésie est totale. — Nous voulons dire par là que
considérée par rapport à la région qu'elle occupe, l'analgésie s'étend aussi bien aux parties profondes qu'aux
parties superficielles.

C'est un fait bien connu et cité partout que les malades amputés sous l'analgésie cocaïnique seraient, en
entendant scier le squelette de leur jambe, bien embar-
rassés de dire si c'est leur jambe ou le pied de la table
que l'on scie. Plusieurs malades qui ont subi sous nos
yeux des résections osseuses du membre inférieur, nous
demandaient « pourquoi on leur poussait le pied »,
interprétant ainsi les mouvements de la rugine et du
maillet. Ce fait, universellement connu pour le membre
inférieur, n'est en somme, qu'une question de doses,

et nous pourrions citer plusieurs cas de laparotomie
qui nous ont offert le spectacle d'une analgésie comparable à l'anesthésie générale, avec le pittoresque en
plus. C'est ainsi que nous fûmes témoin de la section aux
ciseaux, du cordon spermatique d'un homme, qui était en
train, en ce moment même, d'allumer une cigarette. Les
faits de ce genre sont nombreux. Les patients éprouvent
une sensation de contact, mais c'est tout.

Avant d'aborder l'importante question de la hauteur de
l'analgésie, nous allons examiner deux points qui ont avec
elle des rapports assez intimes pour que leur discussion
trouve sa place ici.

*Y a-t-il un rapport entre la hauteur de l'analgésie et
ses qualités, d'une part, et la façon de pousser l'injection,
d'autre part?* En principe nous n'avons jamais fait d'injection lente. Toutes ont été rapides ; nous entendons
par là que le nombre de secondes employées à pousser la solution n'a jamais excédé 15 à 20. Plus que
cela, dans quatre cas l'injection a été poussée brusquement soit en 3 à 6 secondes, et dans ces quatre
cas les phénomènes n'ont pas sensiblement différé des
autres cas. Dans l'un de ces quatre cas, l'analgésie a
même remonté jusqu'au cartilage thyroïde. Les suites
en ont été, dans trois cas, très bénignes. Le quatrième
cas concernait une femme atteinte de péritonite néoplasique, et encore chez cette dernière les phénomènes
s'amendèrent rapidement. La conclusion à tirer de ces
faits, c'est que la façon de pousser l'injection semble
n'avoir aucune influence ni sur l'analgésie ni sur les
phénomènes subséquents.

Y a-t-il un rapport entre l'analgésie obtenue, et l'âge des solutions de cocaïne ?

On avait tant répété que les solutions de cocaïne devaient être fraîches, pour avoir une efficacité sûre, que la discussion de ce petit détail n'est pas sans importance. Il semble établi que les solutions anciennes de cocaïne, même conservées à la lumière, sont tout aussi aptes à produire l'analgésie que les solutions fraîches. A l'appui de cette assertion nous citerons quatorze cas d'analgésie rachi-cocaïnique, qui ont donné les résultats suivants : neuf fois la progression a été rapide ; une fois l'analgésie a été généralisée à tout le corps, elle a remonté une fois jusqu'à l'arcade zygomatique, une fois jusqu'au cartilage thyroïde, six fois aux espaces intercostaux supérieurs, trois fois aux fausses-côtes. Elle s'est arrêtée une fois à la crête iliaque et une fois à l'aine. Quant aux phénomènes concomitants, ils ont, dans ces 14 cas, été comme intensité en raison inverse de la hauteur de l'analgésie.

Pour en finir avec ce dernier détail, j'ajouterai que, dans ces 14 cas, l'âge des solutions a varié entre 30 et 46 jours, et que ces solutions avaient été conservées à la lumière, dans un flacon bouché à l'émeri.

HAUTEUR DE L'ANALGÉSIE SUIVANT LES DOSES

La hauteur de l'analgésie et les doses sont deux questions qui se trouvent intimement liées. Cela se conçoit aisément, car il serait irrationnel de classer l'un à côté

de l'autre deux cas où l'analgésie, pour atteindre le
même niveau, n'en serait pas moins consécutive à l'injection de doses différentes.

Nous allons donc examiner séparément les doses et la
hauteur de l'analgésie.

1° *Doses*. — Les doses employées ont varié, suivant
le besoin et le résultat cherché, entre 1 centigramme et
demi et 4 centigrammes. Les doses supérieures à 3 centigrammes ont été rarement employées. La très grande
majorité des analgésies comporte des doses de 1 centigramme et demi à 2 centigrammes. A ce sujet les 134
observations qui font la base de ce travail se répartis-
sent ainsi :

DOSES EN CENTIGRAMMES	NOMBRE DE CAS	HOMMES	FEMMES
1,5	46	29	17
2	59	39	20
2,5	7	4	3
3	16	10	6
3,5	4	2	2
4	2	2	0

2° *Hauteur de l'analgésie. Son rapport avec les
doses*. — En raison de la variabilité relativement grande
du niveau supérieur de cette analgésie, je crois ne pou-

voir mieux faire, avant d'aller plus loin, que de présenter en tableaux le résultat de la statistique.

Doses de 1 cgr. 5 : 46 cas.

NIVEAU SUPÉRIEUR DE L'ANALGÉSIE	HOMMES	FEMMES	NIVEAU SUPÉRIEUR DE L'ANALGÉSIE	HOMMES	FEMMES
Périnée	2	»	Base du cou et membre sup^r.	6	1
Aine.........	1	2			
Crête iliaque..	1	»	Thyroïde.....	1	»
Ombilic......	4	2	Tragus.......	1	»
Appendice xiphoïde......	2	2	Analgésie généralisée	1	»
Fausses côtes..	»	1			
Mamelon.....	5	1	Nuls.........	2	3
3e espace intercostal	»	1	Non mentionnés	3	4

Doses de 2 cgr. : 59 cas, dont 39 hommes et 20 femmes.

NIVEAU SUPÉRIEUR DE L'ANALGÉSIE	HOMMES	FEMMES	NIVEAU SUPÉRIEUR DE L'ANALGÉSIE	HOMMES	FEMMES
Aine.........	1	»	2e côte	7	1
Crête iliaque..	»	1	Base du cou et membre sup^r.	8	»
Ombilic......	»	2			
Fausses côtes.	4	2	Cartilage thyroïde.......	»	2
Base de l'appendice xiphoïde.	5	1	Analgésie généralisée	1	2
Mamelon.....	8	7			
4e côte	1	1			
3e côte........	3	»	Nulle........	1	1

Doses de 2 cgr., 5 : 7 cas, dont 4 hommes et 3 femmes.

NIVEAU SUPÉRIEUR DE L'ANALGÉSIE	HOMMES	FEMMES	NIVEAU SUPÉRIEUR DE L'ANALGÉSIE	HOMMES	FEMMES
Fausses côtes..	1	1	Base du cou et membre sup^r.	2	»
Mamelon.....	1	2			

Doses de 3 cgr. : 16 cas, dont 10 hommes et 6 femmes.

NIVEAU SUPÉRIEUR DE L'ANALGÉSIE	HOMMES	FEMMES	NIVEAU SUPÉRIEUR DE L'ANALGÉSIE	HOMMES	FEMMES
Mamelon.....	1	3	Base du cou et membre sup^r.	2	1
2º espace inter-costal.......	1	1	Arcade zygo-matique.....	2	»
Cartilage thy-roïde........	1	»	Analgésie gé-néralisée....	3	1

Doses de 3 cgr., 5 : 4 cas, dont 2 hommes et 2 femmes.

NIVEAU SUPÉRIEUR DE L'ANALGÉSIE	HOMMES	FEMMES	NIVEAU SUPÉRIEUR DE L'ANALGÉSIE	HOMMES	FEMMES
Périnée......	1	»	Base du cou et membre sup^r.	1	»
Fausses côtes.	»	1	Analgésie gé-néralisée....	»	1

Dose de 4 centigrammes. — La dose de 4 centigrammes n'a été employée que deux fois et les résultats qu'elle a donnés sont assez remarquables pour mériter
que nous en donnions en détail les deux observations.
Les voici, dans l'ordre chronologique.

Lionel PICHARD, 8 juin.	PRÉCAUTIONS
Abcès du maxillaire supérieur avec nécrose de l'apophyse styloïde du temporal. Ablation de cette apophyse.	Avant la ponction : todd-digitale, ligature du cou. Après : caféine, 0 gr. 40 en deux fois ; sérum sous-cutané, 1 lit.

DOSE : 4 CENTIGR. FAIBLES

Piqûre à 9 h. 44. Incision à 10 heures, peu douloureuse. Fin 10 h. 15.

ANALGÉSIE	PHÉNOMÈNES DE L'INTOXICATION	Pouls.
	Fourmillements :	
	Aux jambes ...... 9 h. 48	Avant :
	Aux aines .... 9 h. 49	
	Aux avant-bras... 9 h. 52	
Mamelon.. 9 h. 49	Angoisse : de 9 h. 58 à 10 h. 13	9 h. 15 : 78
Cou....... —51	*Congestion de la face* ; sueurs	9 h. 30 : 80
Memb. sup' y compris la main... —52	abondantes, plaintes, contractures.	
Paume de la main..... —58	Tremblements accentués aux membres inférieurs.	Après :
Tragus .... 10 h. 05	*Ni nausées ni vomissements.*	10 h. : 78
	Impression du malade : Il a déclaré, le lendemain, avoir souffert davantage de l'angoisse que de la douleur.	10 h. 10 : 78 10 h. 15 : 78

Suites : Journée et nuit du 8 juin. Néant.
    9 juin : céphalée qui persiste la nuit.
    14 — : la céphalée a persisté jusqu'à ce jour assez intense.
    15 — : retour à l'état normal.
	Température.
	8 juin soir : 38°.5
	9 juin matin : 37°,8

<table>
<tr><td>

Devaux Joseph, 41 ans,
76, rue Pernety, 10 juin.

Ganglions tuberculeux du cou.
Ablation de ces ganglions.

</td><td>

PRÉCAUTIONS

Avant la ponction : todd-digitale.
Après : sérum sous-cutané, 1 lit.
Dans le cours de l'opération : 1 pi-
qûre de 0,01 centigr. de mor-
phine contre l'agitation.

</td></tr>
</table>

DOSE : 4 CENTIGR. FAIBLES

Piqûre à 10 h. 14. Incision à 10 h. 35 absolument indolore. Fin 10 h. 43.

ANALGÉSIE	PHÉNOMÈNES DE L'INTOXICATION	Pouls.
Cuisse..... 10 h. 17 Flancs..... —19 8ᵉ espace .. — 21 Mamelon.. — 22 Paume de la main..... — 33 Cou....... — 34 Joue....... — 35 Front ..... — 40 Lisière du cuir chevelu — 43	Fourmillements : Aux jambes...... 10 h. 16 Pendant toute la durée de l'opé- ration : angoisse, sueurs, exci- tation moyenne. *Nausées* : de 10 h. 27 à 10 h. 33 mais *pas de vomissements.* Ce malade se plaignait en en- tendant le bruit des instruments et quand on ne le touchait qu'avec le doigt. Il a d'ailleurs déclaré lui-même qu'il n'avait rien senti. Au demeurant : *très bonne analgésie.*	Avant : 10 h. 10 : 120 (ému) 10 h. 25 : 160 — 30 : 130 — 45 : 102 — 50 : 95 2 h. 45 : 112

Suites : après-midi du 10 :

Légère céphalée qui cède à 0,50 centigr. de phénacétine.

A dormi toute la nuit d'un sommeil calme et profond.

11 juin matin : état redevenu normal.

Température.

10 juin soir : 39°,2
11 juin matin : 36°,9

Avant de passer aux conclusions qui découlent des tableaux comparatifs que nous venons de présenter, il nous reste à passer en revue un petit groupe de cas dont les observations ne mentionnent pas le niveau supérieur de l'analgésie.

Ce groupe comprend une laparotomie sous-ombilicale pour appendicite, deux colpotomies, une résection du tibia, une cure radicale de hernie, une castration pour tuberculose testiculaire, et une opération de phimosis, soit un total de 7 cas ; sur ces 7 cas, trois ont donné des résultats très médiocres, ce sont : la laparotomie, l'une des deux colpotomies, et l'opération du phimosis.

Il est à croire que le champ opératoire était, dans ces cas, à cheval sur la région franchement analgésiée et la région sensible. Les quatre autres cas ont présenté une analgésie parfaite du champ opératoire.

Hauteur de l'analgésie dans les opérations très courtes. — Il est un certain nombre de cas où la brièveté de l'opération ne nous a pas laissé le temps d'explorer aussi minutieusement que pour les autres à quelle zone a monté le niveau supérieur et définitif de l'analgésie. C'est ainsi que quelques cas se trouvent fatalement classés relativement à la hauteur de l'analgésie, sous une indication qui est un peu au-dessous de la réalité. Nous nous contentons de signaler le fait en en indiquant la cause. C'est probablement dans cette catégorie qu'il faut ranger les 4 derniers des 7 cas au sujet desquels la mention de la hauteur de l'analgésie a été omise. Dans l'un des tableaux qui précèdent nous avons rangé ce groupe sous la rubrique *non mentionnés*, nous réservant d'en expliquer ici les motifs.

Ces cas correspondent, pour la majeure partie, à la période de début des rachicocaïnisations, et à une époque où les observations, rédigées après la séance opératoire, étaient souvent succinctement prises. D'autre part, il eût été regrettable de faire figurer ces cas parmi les autres, au sujet desquels le niveau supérieur de l'analgésie est rigoureusement celui que nous avons indiqué.

Avant de passer aux déductions il nous reste à signaler la mauvaise foi évidente de certains malades qui accusent des douleurs quand on leur dit qu'on va les piquer. Nous aurons d'ailleurs à en reparler à la fin de ce chapitre à propos de l'influence du moral sur le physique. La meilleure preuve que la sensibilité à la douleur est abolie chez ces malades, c'est l'absence de contractions musculaires réactionnelles.

Déductions. — Des tableaux qui précèdent, et qui présentent, sous un aspect moins fastidieux qu'une interminable énumération, la statistique de nos 133 observations, on peut, semble-t-il, tirer les déductions suivantes :

1° Il est impossible d'établir un rapport absolu entre la dose injectée et la hauteur de l'analgésie obtenue. Mais avec des doses convenablement choisies, on arrive à coup sûr à analgésier le champ opératoire quel qu'il soit, à la condition de ne pas dépasser les membres supérieurs.

2° Les doses de 1 centigramme et demi sont, en règle générale, suffisantes pour amener l'analgésie jusqu'au niveau de la crête iliaque. Elles sont infidèles au-dessus, mais peuvent néanmoins produire l'analgésie de la région inter-xipho-ombilicale. Rarement, avec ces doses, l'analgésie remonte au-dessus du mamelon.

Nous avons obtenu dans quelques cas des analgésies

de la face et même des analgésies totales avec des doses de 1 centigramme et demi. Il y a là une question de prédisposition individuelle.

3° La dose de 2 centigrammes amène souvent l'analgésie de la zone thoracique supérieure, ou sus-mamelonnaire. Mais son action n'est pas assez constante pour qu'on puisse y avoir recours dans les opérations sur la mamelle.

4° La dose de 2 centigrammes produit souvent, mais non constamment, l'analgésie du membre supérieur et du cou.

5° A partir de 3 centigrammes et demi, l'augmentation de la dose ne semble pas accroître la rapidité de l'analgésie, mais elle en élève considérablement le niveau. Disons toutefois que même avec la dose de 4 centigrammes, on n'est jamais absolument certain qu'on aura une analgésie très élevée, quoique cela ait lieu dans la majorité des cas. On a cependant constamment une analgésie des membres supérieurs.

6° Pour une même dose, l'analgésie remonte plus haut chez l'homme que chez la femme.

7° Toutes les doses sont susceptibles d'amener une analgésie généralisée.

QUELLE EST LA DURÉE DE L'ANALGÉSIE ?

La réponse à cette question nous est difficile à donner, pour la raison que dans la plupart de nos observations, cette durée n'est pas mentionnée. Il en est néanmoins un certain nombre qui font exception, et s'il est permis de généraliser, on peut dire que pour les doses de 1 centigramme et demi, la durée moyenne est de 55 minutes ; pour les doses de 2 centigrammes, elle est de 2 h. 24 minutes, et pour les doses de 2 centigrammes et demi, de 2 h. 30 minutes. Les analgésies obtenues à l'aide de doses supérieures à cette dernière sont en trop petit nombre (nous parlons de celles dont nous connaissons la durée) pour que nous puissions en déduire un chiffre susceptible d'exprimer une moyenne constante.

La progression de la durée n'a pas de rapport constant avec les doses supérieures à 2 centig. 5, comme on serait tenté de le croire *à priori*. Néanmoins, avec ces doses fortes, la durée de l'analgésie pour une hauteur moyenne (nous choisissons comme terme de comparaison la région ombilicale), a toujours été d'au moins 1 h. 30 minutes. Dans un cas, l'ombilic était encore analgésié 1 h. 58 minutes après la piqûre. Dans un autre, deux heures après l'injection, le creux épigastrique commençait à peine à redevenir sensible.

Dans un autre cas, d'autant plus remarquable que le sujet était une femme, l'analgésie se maintint *généralisée* pendant 45 minutes. La dose employée avait été de trois centigrammes. De ce cas vraiment extraordinaire, nous pourrions aussi rapprocher celui où l'analgésie, dont il nous fut donné d'observer minutieusement la régression, ne disparut de la zone sous-malléolaire que cinq heures après la piqûre. Mais il ne s'agit là que de faits exceptionnels.

Régression de l'analgésie. — Parvenue au niveau

qu'elle ne doit pas dépasser, l'analgésie s'y maintient pendant une certaine durée, et ensuite redescend, parcourant en sens inverse le chemin qu'elle a suivi dans sa progression. Cette régression se fait-elle d'une façon lente, continue et progressive ? Est-elle au contraire brusque et saccadée ? Il ne serait pas sans intérêt de pouvoir donner une réponse à ces questions. Malheureusement, ici comme sur d'autres points, nous sommes réduits à avouer que le fait n'a été observé que dans deux cas, et n'osant pas généraliser, nous ne croyons pas pouvoir mieux faire que d'en présenter la relation.

Dans l'un de ces deux cas, la régression de l'analgésie a été lente, continue et progressive, jusqu'à sa disparition complète.

Dans l'autre, après avoir d'abord présenté les mêmes caractères, elle a subi un arrêt de 18 minutes entre le genou et le pied.

L'interprétation de ces faits semble faire ressortir qu'en ceci, comme dans beaucoup d'autres points, l'idiosyncrasie, pour employer un mot qui cache notre ignorance, est la grande cause de la variabilité des résultats.

INFLUENCE DU MORAL SUR LE PHYSIQUE DANS L'ANALGÉSIE COCAINIQUE

L'analyse minutieuse de nos observations nous a permis de constater que le moral n'est pas sans influence sur le physique en ce qui concerne l'analgésie rachi-cocaïnique, et, loin de là. Déjà, dès les premières rachicocaïnisations, il nous avait été donné de remarquer que chez les sujets préparés et désireux de ce mode d'analgésie, certaines réactions, telles que l'angoisse et l'excitation, étaient souvent moindres que chez les autres.

L'introduction, relativement toute récente, du nouveau procédé d'analgésie semblait, dans les premiers temps, où la technique n'avait pas encore reçu les perfectionnements successifs qui en ont sensiblement diminué les inconvénients, inspirer aux malades une méfiance qui n'était peut-être pas sans rapport avec les insuccès relatifs rencontrés parfois à cette période. Depuis lors, la succession des faits nous a permis de nous convaincre de la réalité de cette action du moral sur le physique. C'est ainsi que peu à peu nous nous sommes formé à ce sujet une opinion qui, basée sur un certain nombre de faits, nous permet d'arriver aux conclusions suivantes :

1° Un état psychique défectueux avant l'opération coïncide souvent avec une analgésie basse, une angoisse plus grande et une excitation plus forte ;

2° Les sujets qui redoutent l'analgésie cocaïnique, surtout à cause de la piqûre, mais qui d'autre part désirent ce mode d'analgésie par horreur du chloroforme ou de l'éther, ont souvent une analgésie très bonne, rapide, caractérisée par l'absence fréquente de phénomènes pénibles et quelquefois par une loquacité gaie. Dans ces derniers cas, ce phénomène masque tous les autres.

Pour terminer ce chapitre, il nous reste à mentionner deux phénomènes souvent observés. Le premier concerne la terreur irraisonnée de certains malades, qui crient en entendant le bruit des ciseaux ou quand on les touche simplement avec le doigt.

Dans d'autres cas, il s'agit d'une mauvaise foi évidente. Nous pouvons, entre autres, citer celui d'une jeune hystérique qui, avertie qu'on allait la pincer à la cuisse, accusa aussitôt une vive douleur qu'elle localisait très exactement au pli fessier du côté droit. Pendant ce temps-là, elle supportait, sans tressaillir le moins du monde, une pince de Kocher articulée à la peau de son mamelon. Mais les cas de ce genre sont plutôt du ressort de la psycho-physiologie, et nous ne nous y attarderons pas plus longtemps.

LES PHÉNOMÈNES DE L'INTOXICATION

Les phénomènes de l'intoxication cocaïnique, tout en relevant d'une même cause, l'introduction de l'alcaloïde dans l'économie, peuvent se montrer soit pendant, soit après l'analgésie. D'où les deux grandes divisions de ce chapitre.

Malgré que ces phénomènes soient susceptibles d'être présentés dans l'ordre chronologique de leur apparition, nous croyons préférable, pour la clarté de l'exposition, de les grouper en catégories répondant aux divers appareils de l'économie dont ils traduisent la réaction physiologique.

I. — PHÉNOMÈNES CONCOMITANTS DE L'ANALGÉSIE

1° *Appareil digestif.* — a) *Nausées.* — Les nausées existent dans 62,5 % des cas, soit dans la proportion approximative des deux tiers. Leur apparition n'a rien de fixe. Elles surviennent néanmoins après la dixième ou quinzième minute qui suit la piqûre. Souvent suivies de vomissements, elles peuvent souvent aussi rester frustes.

b) *Vomissements*. — Les vomissements constituent le symptôme principal de la période analgésique.

Sur 127 cas observés, les vomissements ont manqué 83 fois. Dans 40 cas ils ont été faibles et 4 fois forts. Leur proportion totale est donc approximativement 34, 6 %. Comme les nausées, qu'ils suivent tantôt immédiatement, tantôt de loin, et quelquefois de très loin, ils n'apparaissent jamais dans les premières minutes de l'intoxication. Si l'intervention que l'on poursuit est rapide et promptement menée, ils peuvent même faire défaut sur la table d'opération. Il est enfin des cas où ils n'apparaissent pas. Ces cas sont même les plus nombreux, abstraction faite de ceux où la brièveté de l'opération ne leur laisse pas le temps de se montrer.

c) *Phénomènes rares*. — La faim, donnée par certains observateurs comme un symptôme éventuel, est, à la vérité très rare. Nous ne l'avons constaté qu'une seule fois sur 127 cas.

La soif, plus fréquente, a été rencontrée dans 6 % des cas. Elle peut être très supportable; mais ordinairement elle est assez désagréable.

Le relâchement du sphincter anal existe dans la proportion de 4,6 % des cas. Dans cette évaluation, nous ne comprenons que les cas où la paralysie du sphincter a été suivie de l'issue involontaire de matières.

2° *Appareil circulatoire*. — Les conditions dans lesquelles se sont faites nos rachi-cocaïnisations ne nous ont permis de pratiquer l'auscultation du cœur que dans de très rares cas, dans lesquels l'action immédiate de la cocaïne a donné une accélération des battements, avec une augmentation dans l'intensité du choc de la pointe.

Le pouls, ses variations. — Mieux étudiée est l'action de la cocaïne sur la circulation générale, dont le pouls, régulièrement pris toutes les cinq minutes, avant, aussitôt après la piqûre et pendant la séance opératoire, traduit les variations avec les diverses péripéties.

Sur 105 cas observés, le pouls s'est trouvé, dans le cours de l'analgésie, modérément accéléré dans 50 cas. Trente fois il est resté très sensiblement le même. Cinq fois le ralentissement a été noté. Une fois il a été incomptable (au-dessus de 160 pulsations à la minute) et dans 19 cas enfin l'accélération a été considérable (plus de 125 pulsations). Disons en passant que ces chiffres, qui représentent le total des cas observés, indiquent par là même un résultat envisagé dans son ensemble. Nous aurons à faire ressortir, dans le chapitre suivant, les résultats obtenus au moyen des différents modificateurs vasculaires employés.

3° *Appareil respiratoire*. — a) *Angoisse et dyspnée*. — Sur 120 cas observés, l'angoisse s'est présentée 48 fois. Elle a manqué dans 72 cas. Sa proportion statistique est donc de 40 °/₀.

La dyspnée n'a été notée que 15 fois, sur 104 cas observés, sa proportion est donc de 14;44 °/₀.

b) *Spasmes de la glotte*. — C'est là un phénomène rare, qui n'est arrivé qu'une fois sur 133 cas notés. Dans ce cas, qui concernait un jeune homme, ce fut d'ailleurs un symptôme aussi rapide dans son apparition que dans sa disparition. Il n'y eut pas d'arrêt de la respiration,

et ce symptôme ne se renouvela ni dans le cours de l'analgésie, ni dans la suite.

c) *Syncope.* — Le plus souvent, pour ne pas dire toujours, ce symptôme se présente à peine ébauché, Il ne
s'agit que de lipothymies fugaces qui ont été observées
dans la proportions de $2°/_o$.

Nous n'avons jamais observé de syncope proprement
dite avec l'emploi exclusif de la cocaïne. Dans un cas, la
syncope survint après une chloroformisation succédant
à l'analgésie rachicocaïnique. Voici dans quelles conditions :

Il s'agissait d'un malade atteint d'un ostéosarcome
volumineux de la cuisse. Nous ne croyons pouvoir mieux
faire que de reproduire les notes qui nous ont été trans-
mises par l'aide préposé au chloroforme :

« L'incision faite à 10 h. 08' c'est-à-dire 17 minutes
« après l'injection de cocaïne, est accompagnée de plaintes
« vives. Les muscles de la face sont pris de contractions
« fibrillaires, surtout les zygomatiques, mais ces contrac-
« tions sont de courte durée. La section des muscles
« passe inaperçue, mais l'énucléation de la tumeur pro-
« voque des plaintes, c'est à ce moment que le docteur
« Chaput fait donner du chloroforme au malade. Cet
« homme, jusque-là, avait eu un rythme respiratoire
« normal ; dès l'emploi du chloroforme, l'amplitude et la
« fréquence des inspirations et des expirations a dimi-
« nué sensiblement, à tel point que, alarmé, j'ai inter-
« rompu l'administration de l'anesthésique à deux repri-
« ses. Ces pauses ont été marquées par un retour aux
« larges inspirations. C'est pendant l'une d'elles que le

« malade s'est même réveillé et a répondu par des
« phrases pleines d'à propos, aux questions que je lui
« posais. Au moment où les sutures du droit interne
« allaient être terminées, les nausées apparaissent. Pour
« prévenir les vomissements, je versai sur la compresse
« 3 ou 4 gouttes de chloroforme toutes les dix inspira-
« tions, et je répétai cette dose 5 ou 6 fois. Cette dose
« fut-elle trop forte ? Je ne me l'explique pas, mais le
« fait est qu'à ce moment, la face devint d'une pâleur
« cadavérique, les pupilles rétrécies, le pouls filiforme,
« presque incomptable, et ne tarda pas à disparaître.

« L'opération est terminée. Le malade est transporté
« dans son lit, où on lui injecte 500 grammes de sérum
« dans le tissu cellulaire sous-cutané et 500 grammes
« en injection intra-veineuse. Respiration artificielle
« avec tractions rythmées de la langue, inhalations d'oxy-
« gène, boules chaudes. 1 gramme de caféine en injec-
« tion sous-cutanée, 2 piqûres d'éther, tout est mis
« en œuvre pour le rappeler à la vie. Mais, après 45
« minutes de tentatives les efforts restent infructueux,
« et le malade meurt dans le coma.

« N. B. La dépression a commencé avec l'emploi du
« chloroforme, et les phases de mieux ont coïncidé avec
« les phases de suppression de cet agent analgésique. »

D'autre part l'observation de ce malade porte que quelques semaines auparavant il avait rendu des crachats
sanglants avec un point douloureux, et de la congestion
pulmonaire, accidents précédés d'une attaque de suffo-
cation brusque et violente probablement symptomatique
d'une embolie.

La conclusion qui découle de tous ces faits n'est pas
facile à tirer. Néanmoins le fait sur lequel le chlorofor-
misateur attire l'attention, la coïncidence des phases
d'amélioration de l'état général avec les phases de sup ·
pression du chloroforme, serait un témoignage à charge
contre le chloroforme. D'autre part la dose minime de
cocaïne (1 cg. 5) avait été tolérée sans accidents.

Nous croyons pouvoir, sans encourir l'accusation de
fanatisme cocaïnique, conclure que la mort fut, dans ce
cas, probablement due au chloroforme, et qu'à supposer
qu'on veuille incriminer la cocaïne, le cas est trop dou-
teux pour qu'on puisse en tenir compte.

Système nerveux.

1°) *Périphérique.* — a) *Fourmillements.* — Ces phénomènes ne manquent pour ainsi dire jamais. Ils ont été
observés environ 97 fois sur 100. Les fourmillements sont
les précurseurs immédiats de l'analgésie. On peut dire
que telle région du corps (pied, jambe, cuisse), qui est à
un moment donné le siège de fourmillements sera analgésiée cinq à six minutes plus tard.

Comme l'analgésie, ils progressent de l'extrémité du
membre inférieur vers sa racine. Ils peuvent s'arrêter à
l'aine, ou bien gagner le tronc, et aller jusque dans les
membres supérieurs. Dans les cas relativement rares où
ils envahissent ce dernier territoire cutané, il s'est généralement écoulé quinze ou vingt minutes au minimum
depuis la piqûre. Il n'en est pas de même pour les membres inférieurs, et à ce sujet, on peut les distinguer, suivant la date de leur apparition, en immédiats, rapides
et tardifs. Les fourmillements rapides, forment le

groupe de beaucoup le plus considérable. Leur proportion est de 68 %. Ils apparaissent dans les dix minutes qui suivent la piqûre. Les fourmillements immédiats ne se présentent que dans 2 % des cas.

Les fourmillements peuvent exister concurremment avec un autre symptôme très analogue, l'engourdissement, qui n'est en somme qu'un fourmillement mitigé. Souvent à l'un ou à l'autre de ces symptômes vient s'adjoindre la sensation de chaud ou de froid.

Enfin, comme l'analgésie, les fourmillements peuvent présenter une dissociation dans leur progression, un côté du corps en étant le siège au niveau du genou, par exemple, alors que le même niveau du membre du côté opposé n'en sera atteint que 6, 8 et même 13 minutes plus tard. Cette dissociation s'observe surtout dans les cas de tumeur volumineuse unilatérale.

2° *Système nerveux central.* — La réaction du système nerveux central se traduit par des phénomènes d'excitation, dont la loquacité est le principal.

a) *La loquacité, ses formes.* — Ce phénomène, qui se présente dans la proportion de 7, 6 %, semble être l'apanage presque exclusif des femmes nerveuses. Elle succède souvent à la stupeur préopératoire si fréquente chez les personnes impressionnables. La neurasthénie ne serait pas étrangère à sa production, surtout dans la forme triste de la loquacité. La loquacité revêt en effet deux aspects : elle est triste ou gaie. Dans le premier cas, le malade raconte à l'assistance ses peines intimes, il s'afflige, et se sentant écouté et plaint, il peut faire séance tenante une véritable confession. La forme gaie est la plus fréquente. Tel ne peut s'empêcher d'entretenir le chirurgien et ses aides de la profonde admiration qu'il professe pour la cocaïne, et les crible de questions plus bizarres les unes que les autres.

Quoi qu'il en soit, la loquacité est un phénomène de la période moyenne de l'analgésie. Elle débute par des questions banales adressées à l'entourage ; puis peu à peu le diapason s'élève, jusqu'au moment où les malades qui en sont atteintes sont transformées en véritables moulinets à paroles. Les sujets les plus variés défilent, au milieu de coqs-à-l'âne sans nombre, et cependant le plus souvent il y a de la suite dans les idées exprimées.

Tous les chirurgiens qui se sont occupés de rachicocaïnisation peuvent citer de ces exemples, où les sentiments érotiques tiennent une certaine place, et font dire à ces sujets de véritables gauloiseries. Ces faits sont bien connus, et nous ne nous y attarderons pas davantage.

b) *Hallucinations, troubles visuels et auditifs*. — Ces phénomènes d'excitation, très rares à la vérité, doivent être rapprochés de la loquacité. Ils s'accompagnent quelquefois de divagation et de subdélire le plus souvent passagers.

Les hallucinations, les troubles visuels et auditifs ne se sont jamais rencontrés réunis chez le même sujet. Nous n'avons observé les deux derniers symptômes qu'une seule fois. Ils ont consisté en obscurcissement de la vue, avec rétrécissement du champ visuel. La malade, en regardant la fenêtre placée devant elle, demandait (il était midi) pourquoi la nuit tombait si vite. Les troubles auditifs sont ceux de l'hallucination. Dans le seul cas où ils ont été observés, la malade crut un instant, pendant son opération, avoir à ses côtés sa voisine de salle. Elle tint avec elle une conversation à laquelle les assistants ne comprirent rien, parce qu'ils n'entendaient que les réponses.

Troubles vaso-moteurs et sécrétoires.

a) *Sueurs.* — La sécrétion sudorale est exagérée dans 30 0/0 des cas. Le plus souvent, les sueurs siègent à la partie sus-ombilicale du corps. Mais elles sont surtout gênantes à la face, où sans doute à cause de l'évaporation, elles sont froides. Dans certains cas, généralisées, elles plongent le sujet qui en est affecté, dans un véritable bain de vapeur.

b) *Pâleur de la face.* — Ce phénomène a été noté dans 11, 2 0/0 des cas.

c) *Dilatation de la pupille.* — Ce phénomène est très rare. (3 0/0.)

Système musculaire.

a) *Force.* — La force musculaire demeure intacte. Il est aisé de s'en convaincre, pour les diverses régions du corps, sur un malade moyennement constitué, en s'opposant avec la main au mouvement que l'on commande au malade d'exécuter.

b) *Précision des mouvements.* — Si l'on commande au malade de mettre sa jambe droite sur la gauche, ou inversement, il le fait très bien et sans hésiter. Il en est de même des mouvements plus complexes qui exigent le concours successif de plusieurs groupes musculaires antagonistes, tels que dans l'acte de rouler une cigarette. La précision des mouvements ne subit donc aucune atteinte.

c) *Tremblements*. — Leur apparition est fréquente (35, 5 0/0). Rarement précoces, ces phénomènes appartiennent ordinairement à la période moyenne de l'analgésie, quelquefois même à sa période terminale. Ils peuvent affecter les membres inférieurs exclusivement, mais dans certains cas ils sont généralisés. Sur 121 cas ils ont manqué 78 fois. 43 fois ils ont été notés, et dans un de ces cas, ils ont été généralisés.

d) *Contractures*. — Les contractures constituent un phénomène plus rare, mais néanmoins digne d'être rapporté, non seulement à cause de sa fréquence totale qui atteint 14,75 0/0, mais surtout pour ce fait, qu'il porte à peu près sur tous les groupes musculaires. Sans aller jusqu'à déduire des cas observés des types distincts, on peut néanmoins dire qu'à l'inverse des tremblements qui portent surtout sur les membres inférieurs, les contractures sont plus fréquentes au membre supérieur, qu'elles siègent souvent à la face, et portent dans ce cas en règle générale sur les muscles de l'expression. Le trismus n'a été noté qu'une fois. Enfin ces contractures sont éminemment passagères, et, elles affecteraient le type d'hyperextension pour le membre inférieur, le type d'hyperflexion pour les membres supérieurs.

e) *Soubresauts du bassin*. — L'inconstance et la rareté de ce phénomène font que nous nous bornons à le citer. Il n'a été observé qu'une seule fois sur 133 cas. Il s'agissait d'un homme qui fut subitement pris de soubresauts des membres inférieurs, comparables à des mouvements de talonnement. Ces soubresauts avaient à peine disparu, que le bassin lui-même en devint le siège, et cette partie du tronc se souleva ainsi plusieurs fois. Il est à noter que ces mouvements n'avaient rien de volontaire, et ils nécessitèrent une interruption momentanée de l'opération.

II. — Phénomènes qui suivent la disparition de l'analgésie

Appareil digestif.

a) *Vomissements.* — Les vomissements post-analgésiques, sur 129 cas observés, ont manqué 87 fois. Ils se sont donc présentés, variables en intensité, 52 fois. A ce sujet on peut les diviser en faibles, forts et persistants.

Les vomissements faibles ont été observés dans 16,2 pour cent des cas, les vomissements forts dans 13,18 pour cent et les vomissements persistants (d'une durée de 3 à 5 jours) n'ont été notés que 4 fois sur les 129 cas. L'un de ces cas concernait une femme morphinomane, et un autre une tabétique.

b) *Phénomènes rares.* — Ce sont le hoquet, noté une seule fois sur 129 cas, et la soif, observée dans cinq cas seulement.

Température. — a) *Hypothermie et sueurs.* — Dans la soirée qui suit une rachicocaïnisation, l'hyperthermie est de règle ; sur 109 cas observés, en effet, nous voyons d'une façon générale 102 cas d'hyperthermie.

Par ce terme générique d'hyperthermie, nous entendons une élévation thermométrique d'au moins un degré comparativement à la température de la veille.

Daus la très grande majorité des cas cette élévation de température est essentiellement transitoire. Elle s'accompagne de sueurs profuses, et dès le lendemain, tombe presque au degré qu'elle présentait la veille de l'analgésie.

b) *Hypothermie et frissons*. — L'hypothermie est rare (7 cas sur 109). Une seule fois la température est descendue au-dessous de 36, encore cette hypothermie n'a-t-elle duré que cinq heures.

Trois fois elle a été de 36°,2 et trois fois 36°,3. Dans ces 7 cas la température préanalgésique était toujours supérieure à 36,8.

Le froid et les frissons n'ont été notés que 3 fois (une femme et 2 hommes). Les sujets atteints étaient des vieillards, et avaient été affectés, pendant la période analgésique, de sueurs intenses. Dans l'un de ces trois cas, le malade présentait en même temps un grelottement généralisé, et il lui « semblait être en hiver » malgré les 29° de l'air atmosphérique. Cet état persista quatre heures, malgré les édredons et les boules d'eau chaude dont on parsema son lit.

Système nerveux. — A l'inverse de la période analgésique, c'est, dans la période post-analgésique, le système nerveux central qui est plus affecté que le système périphérique.

1° *Système nerveux central*. — a) *Insomnie*. — L'insomnie peut être absolue ou relative ; elle dure dans le premier cas de douze à trente-six heures, dans le second elle cède le plus souvent au bout de dix ou onze heures, sur les 133 cas qui font la base de notre travail, elle a été observée 44 fois. Dans ce nombre l'immense majorité a été de courte durée (37 cas). Une seule fois elle a duré deux jours. Enfin ce symptôme peut être retardé dans son apparition. C'est ainsi que dans un cas le malade après avoir bien dormi la première nuit qui suivit son opération, présenta une insomnie complète la deuxième nuit. Trois fois ce phénomène survint avec un retard de deux jours et deux fois avec un retard de trois jours. Mais ces insomnies retardées présentent un caractère constant, c'est leur fugacité ; elles ne se prolongent jamais plus d'une nuit.

b) *Céphalée.* — Ce symptôme, par ses variations, ses modalités, et sa fréquence, mérite une description détaillée.

La céphalée se présente sous deux formes, d'une fréquence très inégale : elle est immédiate, survenant le jour même de l'analgésie, ou retardée de deux, trois et même quatre jours. Un même malade peut enfin présenter une céphalée immédiate, le plus souvent bénigne, et une céphalée tardive, fréquemment plus intense. Ce dernier cas est rare.

Céphalées immédiates. — Nous avons observé, sur 133 cas, 88 cas de céphalées immédiates, soit une proportion de 66 % environ.

Mais elles se présentent avec une intensité très inégale et à ce point de vue nous les avons classées en : 1° faibles qui disparaissent dans le cours de la première nuit ;

2° moyennes, d'une durée de deux jours ; 3° fortes, d'une durée de plus de deux jours.

Le plus souvent, la céphalée est faible (23 % des cas). La proportion des céphalées moyennes est de 16 %, et enfin celle des céphalées fortes, un peu supérieure à cette dernière, est de 19 %. Sur les 26 cas de céphalée très intense que nous avons observés, deux ont duré quatre jours ; trois ont cédé dans le courant de la troisième nuit, et les autres dès le début de la troisième nuit.

Céphalées retardées dans leur apparition. — Les céphalées retardées forment un très petit groupe. Sur les 133 observations, la céphalée retardée se trouve notée six fois avec une intensité faible, deux fois avec une intensité moyenne et une fois avec une forte intensité. Les limites extrêmes de l'apparition des céphalées ont varié entre deux jours et cinq jours.

c) *Phénomènes rares.* — L'agitation a été notée dix fois, dont quatre fois seulement avec une intensité qui nécessitât une intervention ; dans ces quatre cas, l'injection de 1 centigramme de morphine aidée de deux cuillerées de sirop de chloral fut nécessaire pour faire disparaître ce symptôme. Dans les six autres cas, l'agitation n'eut qu'une durée de trois à six heures.

La dépression a été notée une fois seulement. Nous avons déjà fait allusion à ce cas à propos de la température, et ce symptôme fut d'ailleurs de courte durée (3 heures à peine).

L'abattement et la lassitude généralisée ont été notés cinq fois seulement. Ces phénomènes ont toujours été secondaires et consécutifs aux fortes ascensions de température accompagnées de céphalées violentes. Ils ont d'ailleurs disparu, dans tous les cas, très rapidement.

2°. *Système nerveux périphérique.* — a) *Durée des fourmillements.* — Il arrive souvent que le malade qui a subi une ponction lombaire soit pris de fourmillements dès son retour dans son lit. Ces fourmillements, à l'inverse de ce qui se passe pour ceux qui précèdent l'analgésie de très près, durent bien plus longtemps qu'elle et, en prenant la moyenne des cas observés, nous voyons que la durée moyenne a été de quatre heures, c'est-à-dire bien supérieure (de plus du double) à la durée moyenne de l'analgésie.

Une fois ces fourmillements ont persisté 12 heures ; ils s'étendaient à tout le corps, même à la face ; une autre fois, ils avaient débuté à l'enlèvement de la ligature élastique du cou.

La soif est un phénomène fugace et rarement noté. Néanmoins son apparition possible et son intensité extrême lorsqu'elle existe en font un symptôme à signaler. Sa fréquence est d'environ 4 %.

Troubles des sphincters. — Ce sont des phénomènes très rares et essentiellement passagers.

Le relâchement du sphincter anal a été noté une seule fois, et pour la première évacuation qui suivit l'analgésie. La rétention d'urine a été observée deux fois ; les deux sujets étaient des femmes. Enfin l'incontinence d'urine est signalée une fois.

Appareil respiratoire. — Les phénomènes qui traduisent la réaction de l'appareil respiratoire sont au nombre de deux : les étouffements et les lipothymies.

Les lipothymies ont été observées deux fois seulement, et dans chacun de ces cas, leur durée fut très courte.

Etouffements. — Ce symptôme ne s'est présenté que chez quatre sujets. Trois fois bénin et fugace, il a revêtu une autre fois un caractère excessivement intense, et a duré 36 heures. Ce cas concernait une morphinomane à laquelle on avait supprimé la morphine.

Système musculaire. — Rachialgie. — La rachialgie est fréquente. Elle survient 1 fois sur six environ et est assez intense pour incommoder les malades, dans la moitié des cas, au point de les obliger à rester dans le décubitus latéral.

Mais c'est un phénomène transitoire qui disparaît le plus souvent au bout de 24 heures. Exceptionnellement on a noté la persistance de ce phénomène pendant 2, 3, et 4 jours. Sa cause mal connue, semble être dans certains cas purement mécanique, et due à la pression prolongée du corps sur la table d'opération.

Les phénomènes musculaires, qui selon l'expression de Pédeprade, seraient mieux dénommés neuro-musculaires, sont tous secondaires et essentiellement transitoires. Tels sont les soubresauts des tendons, cas noté une seule fois, la rachialgie, et deux autres symptômes dont je vais parler.

Précision des mouvements. — Dans l'immense majorité des cas, la précision des mouvements est conservée ; une seule fois il nous est arrivé de constater, immédiatement après l'analgésie, l'abolition presque complète de cette faculté. Le malade ne se rendait pas compte de la position que ses jambes occupaient dans son lit, et exécutait très imparfaitement les mouvements qu'on lui commandait. Deux heures plus tard l'état de ce malade était redevenu normal.

Réflexes tendineux. — Un seul cas d'abolition des réflexes tendineux du membre inférieur s'est présenté, ce cas concerne une femme qui, opérée le 17 juillet d'un pyosalpinx, après avoir eu des suites immédiates extrêmement bénignes, présenta deux semaines plus tard des troubles d'affaiblissement intellectuel. Une évacuation, par ponction lombaire, de 10 centimètres cubes de liquide céphalo-rachidien amena la disparition de ces troubles, et la malade, restée en traitement pour son pyosalpinx pendant deux mois et demi, présenta lorsqu'elle se leva il y a quelques jours l'absence des réflexes tendineux du membre inférieur. Ces phénomènes ont été de courte durée.

L'exposé qui précède ne présente que peu de points qui n'aient déjà été mis en relief par les auteurs qui se sont occupés de la question. Néanmoins il était nécessaire de présenter, sous une forme aussi synthétique que possible, les phénomènes dont l'apparition est sinon constante, du moins éventuelle dans toute rachi-cocaïnisation. La proportion pour cent de ces phénomènes a été présentée dans ce chapitre, relativement au nombre total des cas; dans le chapitre qui suit, nous allons exposer la part exacte qui revient à chacune des périodes par lesquelles a passé la technique opératoire.

DES MOYENS OPPOSÉS
AUX PHÉNOMÈNES QUI ACCOMPAGNENT
ET QUI SUIVENT L'ANALGÉSIE

Les moyens employés contre les phénomènes survenant soit pendant, soit après l'analgésie sont de deux ordres : les uns d'ordre purement médical ; les autres relèvent à la fois de la thérapeutique médicale et de la thérapeutique chirurgicale. Envisagés à un autre point de vue ils peuvent être classés en deux grands groupes correspondant aux deux grandes divisions des symptômes : pendant l'analgésie ; après l'analgésie. Nous allons donc passer en revue successivement : 1° les moyens prophylactiques ; 2° les moyens thérapeutiques proprement dits.

I. — Exposé des moyens employés contre les accidents qui accompagnent l'analgésie

Ces moyens sont au nombre de cinq, à l'adjonction successive desquels correspondent cinq périodes.

1re période. — La première modification introduite fut l'emploi de la caféine en injections sous-cutanées de

0,20 centigrammes faites d'abord pendant l'analgésie,
plus tard entre la piqûre lombaire et l'apparition de
l'analgésie. Destiné à combàttre l'irrégularité du pouls,
cet alcaloïde y réussit pleinement, comme le démontre
la statistique que nous présenterons dans le cours de ce
chapitre.

*2⁰ période. Adjonction de la ligature élastique du
cou et du Todd-digitale.* — La pâleur de la face était
à ce moment un phénomène relativement fréquent, puis-
qu'il se montrait environ 1 fois sur 5, et ses rapports
avec la lipothymie et la syncope en faisaient un accident
qui nécessitait impérieusement un moyen prophylactique. La constriction du cou par un lien élastique
moyennement serré fut le moyen employé, remède
auquel fut adjointe l'ingestion d'une potion de Todd de
60 grammes contenant XXV gouttes de teinture de
digitale. Administrée d'abord peu avant la ponction
lombaire, la potion de Todd ne tardait pas, dans la plupart des cas, à être rendue par les vomissements survenant pendant l'analgésie. C'est pour obvier à cet inconvénient, que peu de temps après l'institution de ce
moyen prophylactique, l'habitude fut prise d'adminis-
trer la potion une heure avant la ponction lombaire,
précaution qui donne à l'absorption le temps de se produire.

La ligature élastique du cou se fait plus tardivement,
mais toujours avant la ponction lombaire.

3⁰ période. — L'adjonction à ces moyens préventifs
de 500 grammes de sérum en injection dans le tissu cellulaire sous-cutané marque l'apparition d'une troisième

période. Destiné à combattre efficacement la syncope, le sérum est de plus, comme on le verra plus loin, un précieux adjuvant des moyens précédents.

4e période. — Le début d'une quatrième phase de progrès est marquée par l'adjonction au Todd de 20 grammes de sirop de morphine, précaution qui abaisse notablement le taux de l'angoisse et de la dyspnée.

5e période. — Adoption des solutions isotoniques au liquide céphalo-rachidien.

Les nausées et les vomissements restaient encore sinon à supprimer, du moins à diminuer dans leur fréquence et leur intensité. Leur proportion diminuée par la ligature du cou et le Todd-digitale, semblait grandir sous l'influence du sérum. Elle avait diminué à nouveau dans de notables proportions depuis l'adjonction du sirop de morphine à la potion de Todd. Ce fut alors que parurent les communications .de M. Guinard au sujet des injections de solutions de cocaïne isotoniques au liquide céphalo-rachidien. Sa méthode, aussitôt adoptée, abaisse encore le taux des vomissements dans une proportion que nous étudierons plus loin avec des détails intéressants à d'autres points de vue.

II. — En quoi ont consisté les améliorations

1° *Appareil circulatoire.* — L'analyse des modifications survenues successivement dans l'appareil circulatoire concerne exclusivement le pouls. Ce phénomène ayant été surtout observé au point de vue de sa rapidité, c'est cette modification que nous allons étudier. Mais, avant d'entrer dans le détail, il importe d'être fixé sur la valeur des termes. Eu égard à l'accélération préopératoire qui est sous la dépendance de l'émotion, phénomène qui existe toujours, et quelquefois très accentué, nous avons choisi, comme terme de comparaison, le chiffre de 125 pulsations à la minute. Nous avons ainsi classé les modifications de ce phénomène en trois groupes principaux d'accélération : une accélération modérée comporte un nombre de pulsations inférieur à 125 et supérieur, cela va de soi, au chiffre préopératoire ; une accélération forte comporte plus de 125 pulsations à la minute. Au-dessus de 170, le pouls est incomptable.

A côté de ces trois groupes, nous en avons ajouté deux autres : le ralentissement, qui comprend les cas où le nombre des pulsations est descendu au-dessous de 65, et enfin une dernière catégorie, dans laquelle rentrent les cas où le nombre des pulsations ne s'est pas modifié.

Dans la période où la cocaïne a exercé seule son action, 6 cas ont été notés. Dans 5, l'accélération a été modérée (83,3 %). Une fois elle a été forte, soit dans la proportion de 17, 6 %.

Dans la période où la caféine a été employée seule, 12 cas ont été notés, sur lesquels la proportion des accélérations modérées est tombée à 66,6 % et la proportion des accélérations fortes à 18,33 %. En même temps le ralentissement s'observait dans 16,6 % des cas.

L'adjonction du Todd-digitale est marquée par l'abaissement à 37,5 % de la proportion des accélérations modérées. Mais, d'autre part, la proportion des accélérations fortes monte a 43,75 % ; sur 16 cas observés dans cette période, le pouls a été de plus une fois incomptable. Trois fois il est resté tel qu'avant la ponction lombaire, soit 18,75 0/0.

L'adjonction du sérum marque une élévation de la proportion des accélérations modérées, qui monte à 46,38 %. Celle des accélérations fortes tombe à 7,6 %. Enfin, celle des cas d'égalité atteint 46,38 %, chiffre égal à celui des accélérations modérées.

Dans la période suivante, celle de l'incorporation au Todd du sirop de morphine, nous avons observé l'abaissement à 40 % de la proportion des accélérations modérées, en même temps que celle des accélérations fortes s'élevait à 14,28 %. D'autre part, le pouls restait égal dans 37,25 des cas et dans 8,5 % il était ralenti.

L'adoption de la méthode des injections isotoniques abaisse la proportion des accélérations modérées à 35,7 %, élève à 21,42 % celle des accélérations fortes et porte celle des égalités à 42,84 %.

Ce rapide exposé des modifications du pouls à travers les six périodes nous permet d'en tirer les déductions suivantes :

1° L'action combinée de la caféine, du Todd-digitale-morphine, du sérum et des injections isotoniques. doit être considérée, dans son ensemble, comme une résultante à la composition de laquelle chacun de ces éléments apporte son action propre ;

2° La cocaïne est accélératrice du cœur ;

3° La caféine modère l'action de la cocaïne.

4° L'action du Todd digitale, est, au total, accélératrice et régulatrice. Ces deux éléments ayant toujours agi conjointement, il est difficile de dissocier leur action. Mais il n'en reste pas moins excessivement probable que des deux résultats obtenus par ce double moyen prophylactique, l'accélération et la régularité, cette dernière est l'effet de la digitale.

5° L'action du sérum est régulatrice.

5° La morphine incorporée au Todd est modératrice.

7° Les injections isotoniques ont une double action, elles sont accélératrices el régulatrices.

2° *Appareil respiratoire.* — L'angoisse et la dyspnée sont les phénomènes dont les modifications successives doivent être examinées.

a) *Angoisse.* — Le relevé des cas où l'angoisse s'est produite avant l'adjonction du sirop de morphine, nous donne une proportion de 41,7 0/0. La **morphine** fait tomber à 30,6 0/0, cette proportion, qui ne tarde pas à être réduite à 14,3 0/0 par l'emploi des injections isotoniques.

b) *Dyspnée.* — Ce phénomène, qui se présentait dans 31,2 0/0 des cas avant la période du sérum, s'est trouvé, avec ce moyen, réduit à la proportion de 23 0/0, que la morphine devait abaisser à 2,8 0/0. Le dernier pas est franchi par la méthode des injections isotoniques, qui réduisent la proportion à zéro.

3° *Système nerveux.* — Les modifications obtenues dans les réactions du système nerveux sont au nombre de deux. L'une concerne le système vaso-moteur, dont la *pâleur de la face* traduit la réaction à la cocaïne ; l'autre porte sur le système nerveux central, dont l'*excitation cérébrale* et la syncope sont les principaux phénomènes qui aient attiré l'attention pendant l'analgésie. Nous allons examiner séparément ces trois symptômes :

a) *Pâleur de la face.* — Elle se présentait avec une fréquence de 18 0/0 avant l'emploi de la ligature du cou. L'adoption de ce moyen, aidé de la potion de Todd, en abaisse la proportion à 12,5 0/0. Le sérum, dont l'action sur le pouls a été mise en relief, est un adjuvant de ces moyens ; il abaisse la proportion à 11,5 0/0 et enfin l'adjonction de la morphine à la potion de Todd fixe définitivement la proportion à 8,3 0/0.

b) *Excitation cérébrale.* — Le petit nombre des cas où s'est rencontré ce symptôme ne permet pas d'en tirer des conclusions que l'on puisse généraliser. Cinq fois seulement il s'est présenté, et chaque fois une piqûre de 0,01 centigramme de morphine a suffi pour faire disparaître ce symptôme.

c) *Syncope.* — Nous n'avons jamais observé de syncope avec l'analgésie cocaïnique pure, sans adjonction d'un autre agent anesthésique, mais seulement des tendances à la syncope consistant en pâleur de la face, sensation de défaillance, pouls petit. Nous employons le sérum contre ces accidents, car le sérum congestionne la face, régularise et accélère le pouls, et élève la pression artérielle.

4° *Appareil digestif.* — *Nausées et vomissements.* — Nous avons groupé dans le tableau suivant, en indiquant leur proportion pour cent, les résultats obtenus dans les cinq périodes.

PHASES SUCCESSIVES DE LA TECHNIQUE	PROPORTION POUR CENT				
	NAUSÉES		VOMISSEMENTS		
	Présence	Absence	Faibles	Forts	Nuls
Avant la ligature du cou.	68	32	36	5,2	57,8
Ligature du cou, todd-digitale, caféine	75	25	37,5	0	62,5
Adjonction de sérum	76,9	23	44	0	56
Adjonction du sirop de morphine	44,11	55,89	20,58	5,87	73,55
Adoption des injections isotoniques	57,14	42,85	14,3	0	85,7

Un simple coup d'œil sur ce tableau permet d'en tirer les déductions suivantes :

a) *Nausées*. — Augmentées notablement par la ligature du cou, le Todd-digitale, la caféine et le sérum, elles sont diminuées par la méthode des injections isotoniques, et surtout par le sirop de morphine.

b) *Vomissements*. — La ligature du cou, le Todd digitale et le sérum augmentent la proportion des vomissements faibles, mais en réduisant à zéro celle des vomissements forts. Le sirop de morphine augmente la proportion de ces derniers, tout en abaissant de plus de moitié celle des vomissements faibles.

La méthode des injections isotoniques anéantit l'influence du sirop de morphine sur les vomissements forts, tout en abaissant de plus aussi la proportion des vomissements faibles.

Au total les nausées et les vomissements sont très considérablement diminués de fréquence par l'emploi simultané de tous ces moyens prophylactiques.

III. — DES MOYENS EMPLOYÉS DANS LA PÉRIODE POST-ANALGÉSIQUE.

Nous pouvons classer en deux grandes périodes les phases traversées par la thérapeutique des accidents post-analgésiques: la période médicale et la période médico-chirurgicale.

A) *Période médicale.* — Cette phase correspond à la période des débuts, dans laquelle les moyens employés relèvent uniquement de la thérapeutique médicale.

B) *Période médico-chirurgicale.* — Elle est caractérisée par l'adjonction aux moyens thérapeutiques précédents de la ponction évacuatrice préventive, et de la ponction évacuatrice tardive.

a) *Ponction préventive.* — Voici en quoi elle consiste: Aussitôt après l'opération, le malade est remis dans la position de la ponction lombaire, et avec les mêmes précautions on lui fait une nouvelle ponction. Celle-ci diffère de la première en ce qu'au lieu d'être suivie d'une injection, on se borne à soustraire une quantité de liquide céphalo-rachidien variable suivant la pression, mais toujours d'au moins 10 centimètres cubes. On retire ainsi jusqu'à 20 centimètres cubes. Instituée contre la céphalée et les vomissements, la ponction préventive n'a donné de résultats positifs que contre les céphalées retardées, dont elle supprime totalement l'apparition.

b) *Ponction évacuatrice tardive*. — Appliquée seulement dans les cas où l'on se trouve en présence de phénomènes de compression persistants et intenses, elle diffère de la précédente en ce qu'au lieu d'être faite sur la table d'opération elle est pratiquée au lit du malade. Les temps de la ponction sont ceux de toute ponction lombaire. On retire une quantité variable, le plus souvent 10 centimètres cubes, d'un liquide ordinairement louche. Sa couleur traduit l'intensité des phénomènes qu'elle est destinée à combattre, et ses résultats en ont fait le remède rationnel non seulement des céphalées persistantes et tenaces, mais encore de tous les symptômes de compression, comme nous l'exposerons plus loin dans le détail.

c) *De l'influence des injections isotoniques*. — La méthode des injections isotoniques enfin joint aux avantages qu'elle présente pendant l'analgésie, une heureuse influence sur les phénomènes post-opératoires. C'est à ce titre qu'elle mérite d'être citée parmi les causes qui ont contribué à l'amélioration des résultats. Elle constitue, peut-on dire, le trait d'union qui relie les moyens employés avant et pendant l'analgésie à ceux qui sont employés après l'analgésie. Elle est à la fois un moyen prophylactique et thérapeutique.

EN QUOI CONSISTENT LES AMÉLIORATIONS EN CE QUI CONCERNE LES PHÉNOMÈNES POST-ANALGÉSIQUES ?

L'exposé détaillé des symptômes post-analgésiques, que nous avons fait dans le chapitre précédent, nous a montré que ces symptômes se présentent avec une fréquence très inégale, et peuvent, à ce point de vue, être classés en deux groupes. Le premier comprend tous les symptômes qui par leur inconstance, leur peu d'intensité et leur disparition rapide n'attirent que faiblement l'attention. Dans le second nous pouvons ranger tous les phénomènes d'excitation ou de dépression, qui par leurs caractères plus ou moins accentués sollicitent un traitement. Ce sont les moyens employés contre les symptômes de ce dernier groupe que nous allons seuls envisager, en conservant, pour la clarté de l'exposition, la division que nous avons établie dans les pages qui précèdent.

A) *Période médicale.*

a) *Céphalée.*— L'antipyrine, la phénacétine et la morphine ont été successivement employées contre ce symptôme.

Le premier de ces médicaments n'a donné que des résultats médiocres.

La phénacétine a été employée dans 9 cas de céphalée moyenne. Trois fois elle a réussi à la faire disparaître, et dans les six autres cas elle n'a modifié le symptôme que très légèrement.

La morphine en injection sous-cutanée de 1 centigramme a été employée quinze fois, dont 13 succès immédiats, et dans les deux autres cas elle a amené un soulagement qui a permis aux malades de dormir.

b) *Insomnie et agitation.* — Le chloral a été dans la plupart des cas immédiatement infidèle. Nous l'avons employé à la dose de 1 à 2 cuillerées à soupe,

Nous avons employé avec succès l'opium, soit sous forme d'extrait thébaïque, en pilules de 0,03 centigrammes, soit sous forme d'injections hypodermiques de chlorhydrate de morphine à la dose de 0,01 centigramme en une ou deux fois, à deux heures d'intervalle, dans ce dernier cas. L'extrait thébaïque et la morphine ont donné des succès immédiats dans 95 % des cas.

c) *Etouffements et lipothymies.* — Ces phénomènes n'ont nécessité un traitement que dans 4 cas. La caféine en injection hypodermique de 0,20 centigrammes associée à l'injection de sérum sous-cutané (250 à 500 grammes), et dans un cas l'adjonction d'une injection d'éther ont suffi à faire disparaître aussitôt la défaillance et les étouffements d'ailleurs passagers dans trois cas. Dans le quatrième cas il s'agissait d'une morphinomane chez laquelle ces symptômes revenaient régulièrement toutes les nuits pour disparaître le matin. Chez cette malade, le sérum eut la plus heureuse influence sur les étouffements, de même que les inhalations d'oxygène. Mais dès la suppression de la morphine, qu'on lui avait administrée jusque-là pour sa céphalée, les étouffements reprirent plus intenses. La révulsion pratiquée sur le sternum amenda momentanément ce symptôme, qui devait disparaître définitivement à la suite de la ponction évacuatrice tardive.

B) *Période médico-chirurgicale.*

La ponction préventive et la ponction évacuatrice tardive ont été adoptées à peu près en même temps. Ces deux modifications de la technique sont d'autre part un peu antérieures à l'adoption de la méthode des injections isotoniques au liquide céphalo-rachidien. Les résultats obtenus par ces trois moyens étant complexes et ne visant pas un seul symptôme exclusivement, nous allons passer en revue successivement ces résultats pour chacun de ces moyens.

1° *Ponction préventive.* — Son action doit être examinée au triple point de vue des céphalées immédiates, des céphalées retardées, et des vomissements :

a) *Céphalées immédiates.* — La ponction préventive élève de 25 % à 60 % la proportion des céphalées faibles. Mais c'est pour abaisser celle des céphalées moyennes et fortes de 20 et 26 % à 10 %.

b) *Céphalées retardées.* — Avant la première ponction préventive, la fréquence des céphalées retardées était de 5,6 %. La ponction préventive a été pratiquée 10 fois ; aucun de ces malades n'a eu de céphalée tardive.

c) *Vomissements.* — La ponction préventive semble ne pas avoir d'action sur les vomissements. Sur les 10 cas où elle a été pratiquée les vomissements ont manqué 7 fois. 2 fois ils se sont présentés le jour même avec une faible intensité. Dans un cas ils ont apparu trois jours plus tard.

2º *Ponction évacuatrice tardive.* — Elle n'a été employée que 8 fois. Voici dans quels cas et quels ont été les résultats obtenus.

a) *Céphalée persistante et intense.* — Sur 6 cas nous avons obtenu quatre succès immédiats et deux échecs.

b) *Vomissements.* — Un seul cas, qui coïncidait avec la céphalée. La ponction tardive a fait cesser immédiatement les deux symptômes.

c) *Etouffements.* — Sur 4 cas, le succès obtenu fut immédiat dans 3 cas. Dans le 4ᵉ cas, nous n'obtînmes qu'une amélioration passagère.

d) *Douleurs fulgurantes tabétiques.* — Employée une seule fois, la ponction tardive a supprimé définitivement ces douleurs, qui duraient depuis quatre jours sans interruption.

e) *Dépression intellectuelle.* — Une ponction évacuatrice de 10 cc. amena dans un cas un peu de céphalée qui disparut le soir même. Le lendemain l'état psychique de la malade qui avait donné de sérieuses inquiétudes, était redevenu complètement normal.

3º *De l'influence des injections isotoniques.* — Le relevé de nos observations fait ressortir que la méthode des injections isotoniques exerce une influence heureuse sur les céphalées post-opératoires immédiates.

Leur proportion était avant l'adoption de cette méthode de 29,3 % pour les céphalées faibles, de 17,43 % pour les céphalées de moyenne intensité, et de 23,85 % pour les céphalées très fortes ; dans 29,3 % absence complète.

Cette proportion a été abaissée, depuis les injections

isotoniques, à 7,14 % pour les céphalées faibles et à zéro pour les fortes.

Au total elle réduit à 14,2 % la proportion des céphalées en général, au lieu de 70,7 %.

Des quelques pages qui précèdent semblent ressortir les déductions suivantes :

1° Les moyens purement médicaux sont, d'une façon générale, de simples palliatifs, dont l'action n'est efficacé que dans les cas moyens.

Nous ferons cependant une restriction pour la morphine, qui, en injection hypodermique aux doses thérapeutiques, a une action marquée et constante sur l'agitation, la céphalée et l'insomnie.

2° Les moyens médico-chirurgicaux constituent le traitement vraiment efficace des symptômes intenses et persistants.

STATISTIQUE

DES OPÉRATIONS PRATIQUÉES SOUS L'ANALGÉSIE RACHI-

COCAINIQUE DANS LE SERVICE DU Dr CHAPUT

1° *Membres inférieurs.*

1 évidement du tibia pour ostéomyélite ancienne.

3 amputations d'orteils.

1 résection d'exostose d'hallux valgus.

1 désarticulation d'orteil.

1 résection de métatarsien avec ablation d'une énorme bourse séreuse hémorrhagique développée sur un hallux valgus.

2 ablations de : astragale, scaphoïde, cuboïde et grande apophyse du calcanéum.

1 grattage pour arthrites tuberculeuses du pied.

1 évidement du calcanéum.

2 incisions et grattages pour synovites fongueuses des gaines du pied et du cou-de-pied.

1 résection du péroné pour ostéomyélite.

1 résection de la malléole externe pour ostéite tuberculeuse.

2 ablations de la rotule.

1 résection de varices.

1 résection du genou pour tumeur blanche.

2 sutures des ailerons de la rotule.

3 évidements du fémur : 2 pour ostéomyélite, 1 pour ostéite tuberculeuse.

1 ostéotomie dans une fracture de cuisse en suppuration tardive.

1 amputation de cuisse pour gangrène diabétique.

1 extirpation d'un ostéosarcome de la cuisse d'origine sous-aponévrotique profonde.

Total ; 27 interventions sur le membre inférieur.

2° *Région anale.*

6 dilatations anales, thermocautérisation, pour hémorrhoïdes

2 excisions et thermocautérisation, pour hémorrhoïdes.

3 incisions et grattages d'abcès de la marge de l'anus.

3 dilatations avec thermocautérisation pour fissures anales.

3 excisions au thermocautère de fistules ano-rectales.

Total : 17 interventions sur la région anale.

3° *Organes génitaux de l'homme.*

1 ablation de kyste spermatique.

1 castration simple pour tuberculose testiculaire.

2 castrations avec ablation du canal déférent.

1 castration pour hydrocèle ancienne.

cures radicales d'hydrocèle vaginale.

2 opérations de phimosis.

1 incision et grattage d'un hématome post-opératoire des bourses.

1 extirpation d'un bubon inguinal.

Total : 13 interventions.

4° *Organes génitaux de la femme.*

11 colpotomies :

    8 pour pyosalpinx.

    2 pour hématocèle rétro-utérine.

    1 pour hémato-salpinx double.

2 curages pour cancer utérin.

1 opération de Schrœder.

2 hystérectomies vaginales.

1 colpopérinéorraphie avec amputation du col pour prolapsus utérin.

Total : 17 interventions.

5° *Abdomen.*

19 cures radicales de hernies dont :

    1 double.

    1 crurale.

    1 congénitale compliquée d'hydrocèle vaginale.

    15 inguinales.

    1 ombilicale.

2 reconstitutions de la ligne blanche pour éventrations.

11 laparotomies sous-ombilicales, dont :

    4 pour appendicectomies à chaud.

1 pour péritonite néoplasique.

1 pour péritonite aiguë.

1 pour anus iliaque.

1 pour ablation d'un kyste abdominal.

1 pour résection du cœcum.

2 pour phlegmon prévésical dont 1 cas avec péritonite enkystée.

6 laparotomies sus-ombilicales, dont :

1 pylorectomie gastro-entéro-anastomose. Bouton
de Chaput.

3 gastro-entérostomies.

1 pyloroplastie.

1 pour recherche du bouton de Chaput, suite de
gastro-entéro-anastomose ancienne.

Paroi abdominale.

2 contre-ouvertures lombaires.

1 pour psoïtis ancienne.

1 pour kyste hydatique de la rate.

3 évidements,

1 pour arthrite tuberculeuse sacro-iliaque.

2 pour abcès froid de la crête iliaque.

1 incision lombaire avec ponction rénale exploratrice
pour lithiase rénale.

1 incision et grattage pour abcès par congestion de la
fosse iliaque.

1 ablation de fils d'argent profonds.

Total : 44 interventions sur l'abdomen et la paroi abdominale.

6° *Thorax* : 5 interventions.

2 résections costales pour abcès froids.
2 pleurotomies, dont :

    1 pour pleurésie purulente.

    1 pour hémothorax.

1 ablation du rein pour adéno-sarcome.

7° *Membres supérieurs :* 3 interventions.

1 Incision et grattage pour synovite fongueuse des gaines des tendons extenseurs de la main.
1 Résection du coude pour tumeur blanche.
1 Résection de l'olécrâne.

8° *Cou* : 1 Intervention.

1 Ablation de ganglions tuberculeux.

9° *Tête :* 1 Intervention.

1 Ablation de l'apophyse styloïde (nécrosée) du temporal.
Total : 138 interventions.

———

OBSERVATIONS

Conformément à l'usage, nous faisons précéder nos conclusions d'un certain nombre des observations qui font la base de notre travail. Forcés de choisir dans le nombre, nous avons tenu à publier celles qui par la hauteur de la dose employée, tout en paraissant devoir être l'objet de la critique, semblent d'autre part démontrer, qu'avec l'ensemble des précautions précédemment exposées, on peut, le cas échéant, employer ces fortes doses sans faire courir de grands risques au malade.

Doses de 3 centigrammes.

Obs. LX. — Pleurotomie pour hémothorax consécutif à une plaie de poitrine.

Analgésie généralisée 27 minutes après la piqûre lombaire. Phénomènes observés : angoisse et dyspnée qui disparaissent dès que le liquide s'écoule de la plèvre. Nausées fugaces mais pas de vomissements. Loquacité expansive durant laquelle le malade dévoile ses chagrins domestiques. Le pouls qui avant la piqûre était de 120, est monté à 150, et resté toujours ample.

Suites : Etouffements passagers calmés par 500 grammes de sérum.

Sommeil calme, mais de peu de durée, ni céphalée ni vomissements. Retour à l'état normal le lendemain.

Durée de l'hyperthermie : 8 heures.

Obs. LXI. — Laparatomie sus-ombilicale pour recherche du Bouton de Chaput. (Consécutif à gastro-entérostomie ancienne.)

Analgésie remontant au mamelon 15 minutes après la piqûre, généralisée 1 heure après. Phénomènes observés : chaleur, fourmillements, nausées et vomissements faibles, angoisse et dyspnée légères, sueurs très intenses. Pouls faible avant, pendant et après.

Suites : Pâleur de la face, sueurs, soif, hoquet. Insomnie presque complète, hoquet, ni céphalée ni vomissements ni hyperthermie.

Retour à l'état normal le lendemain.

Obs. LXXVIII. — Résection du coude pour tumeur blanche.

Analgésie généralisée 25 minutes après la piqûre. Phénomènes observés : fourmillements, nausées, angoisse, chaleur, soif, sueurs. Pas de vomissements ; pouls avant : 88, monte à 120, puis redescend à 80.

Suites : Rachialgie, céphalée, 2 jours. Insomnie, 1 jour.

Ni nausées ni vomissemènts. Durée de l'hyperthermie, 9 heures.

Obs. LXXIX. — Colpotomie pour pyosalpinx. Analgésie remonte au mamelon 13 minutes après la piqûre. Pas de phénomènes observés sauf des fourmillements aux jambes, et oquacité avec tendance à la divagation. Pouls : avant de 92 monte à 120, puis redescend à 92.

Suites : Céphalée, 3 petits vomissements, a sommeillé.

Durée de l'hyperthermie, 12 heures.

Obs. LXXX. — Cure radicale d'épiplocèle. L'analgésie remonte à la quatrième côte 3 minutes après la piqûre. Phénomènes observés : fourmillements, chaleur, sueurs ; nausées légères, mais pas de vomissements. Le pouls n'a pas varié.

Suites : Céphalée violente calmée momentanément par la morphine. Insomnie. La céphalée passe le lendemain spontanément.

Durée de l'hyperthermie : 8 heures.

Obs. LXXXII. — Cure radicale d'hydrocèle vaginale. L'analgésie remonte au zygoma 25 minutes après la piqûre. Phénomènes observés ; fourmillements, nausées ; pas de vomissements.

Pouls : avant, 88, monte à 110, puis redescend à 80, toujours ample.

Suites : Légère insomnie. Pas d'hyperthermie.

Obs. XCIV. — Cure radicale de hernie inguinale. L'analgésie remonte au mamelon après 7 minutes et au membre supérieur entier après 30 minutes. Le pouls faiblit momentanément tout en restant d'une égale fréquence. Phénomènes observés : fourmillements aux pieds, douleurs fulgurantes aux mains ; angoisses passagères, sueurs intenses, pendant l'opération a fumé 2 cigarettes.

Suites : Plusieurs vomissements le jour et le lendemain.
Céphalée qui dure 3 jours et disparaît le quatrième.
Durée de l'hyperthermie, 12 heures.

Obs. XCVI. — Gastro-entérostomie pour perforation gastrique. N. B. *opéré mourant*. Analgésie généralisée, trois minutes après la piqûre. Pouls filiforme avant, reste très faible. Phénomènes observés : relâchement du sphincter anal, convulsions des muscles du membre supérieur. Après l'opération, pouls resté petit.

Obs. CII. — Reconstitution de la paroi abdominale avec ablation de cicatrice fistuleuse. L'analgésie remonte à la base du cou 31 minutes après la piqûre. Le pouls, faible avant, devient plus fort et reste bon, mais fréquent. Phénomènes obser-

vés ; engourdissement, nausées et vomissements ; une lipothymie, relâchement du sphincter anal, loquacité expansive, sujet
nerveux.

Suites : céphalée pendant deux jours, vomissements : cinq
jours.

Hyperthermie passagère. Retour à l'état normal après six
jours.

Obs. CVI. — Pleurotomie et drainage pour pleurésie puru-
lente. L'analgésie remonte à la base du cou 17 minutes après
la piqûre. Le pouls, de 104 avant et fort, faiblit et monte à 136
puis redevient bon et redescend à 100. Phénomènes observés :
fourmillements. Pas d'autres symptômes.

Suites : froid intense avec hypothermie, durée trois heures.

Obs. CXII. — Gastro-entérostomie nouvelle pour rétrécissement d'une ancienne gastro-entérostomie.

L'analgésie remonte à la base du cou dix minutes après la
piqûre et à la joue 35 minutes après. Le pouls varie peu dans
sa fréquence, mais faiblit à la fin de l'opération. Phénomènes
observés : fourmillements, nausées, vomissements, agitation
moyenne.

Suites : vomissements, arrêtés momentanément par une
ponction évacuatrice de 10 cc.

Obs. CXXIV. — Cure radicale de hernie ombilicale. L'analgésie s'étend au membre supérieur entier après 13 minutes. Le
pouls reste invariable. Phénomènes observés : fourmillements
et nausées.

Suites : rachialgie passagère ; insomnie, vomissements,
angoisse pendant cinq jours, calmés par ponction évacuatrice
de 10 cc.

Obs. CXXX. — Laparotomie sous-ombilicale exploratrice
pour néoplasme du bassin. L'analgésie remonte au mamelon
après 15 minutes. Le pouls, avant de 132, reste fort, mais monte
à 160 Phénomènes observés : fourmillements, angoisse, nau-

sées, vomissements.

Suites : vomissements dans les 24 premières heures. Pas de céphalée ; a dormi.

Obs. CXXXIII. — Cure radicale de hernie inguinale. Bassini. 13 minutes après la piqûre l'analgésie remonte au mamelon. Le pouls s'élève légèrement. Phénomènes observés : relâchement du sphincter anal, nausées, pâleur de la face ; mais pas de vomissements.

Suites : nausées, céphalée retardée de trois jours dans son apparition devient insupportable le quatrième, et cesse comme par enchantement aussitôt après une ponction évacuatrice de 10 cc.

Obs. CXXXIV. — Castration et cure de hernie inguinale Bassini. L'analgésie remonte à la base du cou. 14 minutes après la piqûre, le pouls faiblit très légèrement sans diminuer de fréquence. Phénomènes observés : fourmillements. Chaleur, sueurs, un peu d'angoisse, quelques nausées, mais pas de vomissements.

Suites : nulles.

Obs. CXXXV. — Laparotomie pour phlegmon prévésical.

L'analgésie remonte au mamelon 15 minutes après la piqûre, le pouls monte de 110 à 152, puis redescend à 120.

Phénomènes observés : fourmillements et chaleur.

Suites : céphalée très légère qui disparaît spontanément.

Doses de 3 centigrammes et demi.

Obs. LXXVII. — Incision et grattage pour arthrites tuber culeuses du pied et synovites fongueuses de la main chez une femme albuminurique.

L'analgésie remonte aux fausses-côtes 21 minutes après la piqûre. (La main n'a pu être opérée qu'à la cocaïne locale.)

Le pouls filiforme avant et de 104, a monté à 160, fort et redescendu à 100 en restant fort. Phénomènes observés : four-

millements, angoisse, cyanose, nausées, mais pas de vomissements.

Suites : Insomnie 1 nuit, céphalée 2 jours. Hyperthermie :
a monté à 39°2 la première nuit et le lendemain 36°9.

Le lendemain, état redevenu normal.

Obs. CIII. — Ablation du sein gauche pour adéno-sarcome.
Analgésie généralisée après 12 minutes. Le pouls reste invariable et fort. Phénomènes observés : fourmillements, nausées ;
pas de vomissements.

Suites : céphalée bénigne qui disparaît avant la nuit.

Obs. CVII. — Suture des ailerons de la rotule.
L'analgésie remonte à la base du cou après 15 minutes. Le
pouls reste fort et invariable. Phénomènes observés : angoisse,
tremblements, contractures, nausées violentes, mais pas de
vomissements.

Suites : céphalée médiocre qui passe vers minuit.

Obs. CXIX. — Résection de l'olécrane. L'analgésie s'étend
au membre supérieur entier après 11 minutes. Le pouls reste
invariable.

Phénomènes observés : fourmillements et nausées.

Suites : frissons, tremblements, hyperthermie de 3 jours.

Retour spontané à l'état normal le 4e jour.

Obs. CXXI. — Ferdinand G... (Rétrécissement aortique.)
Résection étendue du tarse pour tuberculose des os du pied.

L'analgésie s'étend au membre supérieur entier 15 minutes
après la piqûre (dose 2 centigrammes). Le pouls reste fort, mais
monte de 100 à 140, puis redescend à 100.

Phénomènes observés : fourmillements, tremblements légers,
soif vive, nausées et vomissements, angoisse presque nulle.

Suites : 3 vomissements dont 1 abondant. Céphalée intense
le premier jour, diminue le second jour. L'hyperthermie dure
2 jours.

3e jour : rachialgie, courbature générale.

4e jour : retour définitif à l'état normal.

CONCLUSIONS

1° Les injections de chlorhydrate de cocaïne dans le confluent arachnoïdien inférieur amènent constamment une analgésie qui progresse de l'extrémité des membres inférieurs à leur racine, et de là remonte plus ou moins haut suivant la dose employée et suivant la prédisposition des sujets.

2° Il est impossible d'établir un rapport absolu entre la dose de cocaïne injectée et la hauteur de l'analgésie obtenue. Mais avec des doses convenablement choisies, on arrive à coup sûr à analgésier le champ opératoire, quel qu'il soit, à la condition de ne pas dépasser les membres supérieurs.

3° Les doses de 1 centigramme et demi sont, en règle générale, suffisantes pour amener l'analgésie jusqu'au niveau de la crête iliaque. Elles sont infidèles au-dessus, mais peuvent néanmoins produire l'analgésie de la région interxipho-ombilicale. Rarement, avec ces doses, l'analgésie remonte au-dessus du mamelon.

Nous avons obtenu, dans quelques cas, des analgésies

de la face et même des analgésies généralisées avec des doses de 1 centigramme et demi.

4° La dose de 2 centigrammes amène souvent l'analgésie de la zone thoracique supérieure ou sus-mamelonnaire. Mais son action n'est pas assez constante pour qu'on puisse y avoir recours dans les opérations sur la mamelle.

5° La dose de 3 centigrammes produit souvent, mais non constamment, l'analgésie du membre supérieur et du cou.

6° A partir de 3 centigrammes et demi l'augmentation de la dose ne semble pas accroître la rapidité de l'analgésie, mais elle en élève considérablement le niveau. Disons toutefois que même avec la dose de 4 centigrammes on n'est jamais absolument certain qu'on aura une analgésie des membres supérieurs.

7° Pour une même dose. l'analgésie remonte plus haut chez l'homme que chez la femme.

8° Toutes les doses sont susceptibles d'amener une analgésie généralisée.

9° Considérée par rapport à la région qu'elle occupe, l'analgésie s'étend aussi bien aux parties profondes qu'aux parties superficielles.

10° La façon de pousser l'injection n'a sensiblement aucune influence ni sur l'analgésie, ni sur les phénomènes concomitants ou subséquents.

11° Les solutions de cocaïne anciennes, même conservées à la lumière, sont tout aussi aptes à produire une bonne analgésie que les solutions fraîches, à la condition

toutefois qu'elles soient conservées à l'abri de l'air extérieur.

12° La durée de l'analgésie est toujours suffisante
pour permettre d'effectuer de longues opérations sur
les régions du corps où elle siège. Cette durée est liée
à la question des doses injectées, mais la progression de
cette durée n'est pas en rapport direct avec l'augmentation des doses. C'est ainsi que les doses de 1 centigramme
et demi donnent une analgésie d'une durée moyenne de
55 minutes ; les doses de 2 centigrammes une durée de
2 h. 24 ; les doses de 2 centigrammes et demi une durée
moyenne de 2 h. 30 minutes.

13° Un état psychique défectueux avant l'opération
coïncide souvent avec une analgésie basse, une angoisse
plus grande, et une excitation plus forte. Les sujets qui
redoutent l'analgésie cocaïnique surtout à cause de la
piqûre, mais qui d'autre part la désirent par horreur
des anesthésiques généraux, ont souvent une analgésie
très bonne, rapide, caractérisée par l'absence fréquente
de phénomènes pénibles. C'est surtout chez eux que se
montre la loquacité dans sa forme gaie, phénomène qui
masque tous les autres.

14° Les symptômes observés soit pendant, soit après
l'analgésie, ne sont pas en général assez graves pour
faire renoncer à ce mode d'anesthésie, surtout si l'on
s'entoure des précautions de technique que nous avons
exposées.

15° Les précautions pré-analgésiques doivent être
considérées dans leur action totale comme une résultante
à la composition de laquelle chacune d'elles apporte

l'action de son élément propre. Quelque difficile qu'il paraisse de résumer en peu de phrases les résultats obtenus, nous pouvons affirmer que l'ensemble des moyens prophylactiques exerce sur le pouls une action régulatrice, qu'il abaisse des deux tiers la proportion de l'angoisse. La dyspnée ne se présente plus. La pâleur de la face tend à devenir de plus en plus rare. Enfin si les nausées augmentent de fréquence, c'est en quelque sorte au détriment des vomissements dont la proportion est réduite à 14 0/0 au lieu de 50 0/0, chiffre des premières phases de cocaïnisation.

16° Pour les opérations extra-péritonéales, et à la condition de ne pas dépasser le membre supérieur, le chirurgien peut agir en toute sécurité.

17° Pour les opérations intra-péritonéales l'analgésie cocaïnique n'est indiquée que si l'on a une grande habitude de la chirurgie abdominale. Néanmoins dans tous nos cas d'interventions, même longues, sur l'estomac et l'intestin, nous n'avons jamais été incommodés par les vomissements au point d'avoir à suspendre l'opération, ce phénomène tendant à devenir de plus en plus rare, depuis l'adoption de la méthode des injections isotoniques.

18° L'âge de nos malades a varié entre 15 et 75 ans. Nous avons pu les placer dans toutes les positions opératoires sans le moindre inconvénient. Parmi eux, plusieurs avaient subi antérieurement l'anesthésie par l'éther ou le chloroforme, et plusieurs les deux successivement. Tous ces malades nous ont déclaré qu'ils préféraient l'analgésie cocaïnique à cause de l'absence du schock post-opératoire. Nous croyons néanmoins que l'analgésie cocaïnique ne doit pas être employée chez les hystériques, qui à la simple sensation de contact accusent des douleurs et peuvent ainsi gêner l'opération.

19° Les affections pulmonaires, cardiaques, rénales et hépatiques, la vieillesse, la cachexie, ne nous semblent pas être par elles-mêmes des contre-indications à la méthode.

20° Les phénomènes de dépression post-opératoire seront combattus avantageusement par les injections de sérum et de caféine.

21° Les phénomènes d'excitation, justiciables de la morphine en injection hypodermique dans les cas moyens, sont efficacement combattus dans les cas de forte intensité, par la ponction évacuatrice tardive.

9 782016 157572